Norbert W. Punzet, Shihan

Das Kuatsu-Buch

Der ständige Begleiter für Trainer, Betreuer, Übungsleiter und Coaches zur Ersten Hilfe im Sport

KUATSU = Asiatisch-medizinische Tradition der Wiederbelebung

Norbert W. Punzet

Das Kuatsu-Buch

ISBN 978-3-910555-39-6

Kono-Verlag · Grönenberger Str. 7 ·D-49324 Melle

Druck: Libri Plureos GmbH, Friedensallee 273, D-22763 Hamburg

Bibliografische Information der Deutschen Nationalbibliothek:

Die Deutsche Nationalbibliothek verzeichnet diese Publikation in der Deutschen Nationalbibliografie; detaillierte bibliografische Daten sind im Internet über dnb.dnb.de abrufbar.

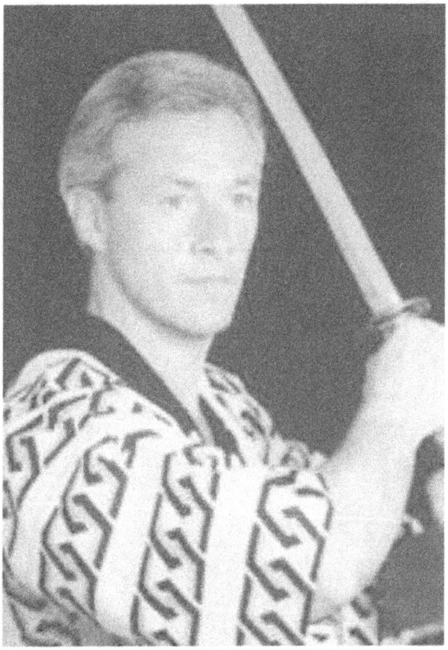

Der Autor

Norbert W. Punzet ist seit seinem zwölften Lebensjahr mit dem Sport verbunden. Sein erster Sporteinsatz endete zwar für den Zwölfjährigen nach einem Jahr Judo-Trainung sehr aprupt, da der Trainer aus Bad Reichenhall wegzog.
Später beendete der Grundwehrdienst bei der Bundeswehr die aktive Handball-Karriere des 20-jährigen.
1973 wählte Punzet wieder den Kampfsport und begann mit Kun-Tai-Ko-Karate, dem er bis heute neben vielen anderen Budo-Sportarten treu geblieben ist. Heute besitzt Großmeister Punzet in vielen asiatischen Kampfkünsten mehrere Meistertitel.
Neben seinen ehrenamtlichen Tätigkeiten im Sportverein, ist er Mitglied im „Präventionsforum für Sport und Medizin", der Volkshochschule im Bereich „Haltungs-Gymnastik", im Ausbilderteam des S.K.B.V. (Schweizerischer Kick-Box- Verband) für KUATSU und gründete und leitet selbst die Kuatsu-Akademie Europa.
War es viele Jahre die Selbstverteidigung, die bei seinem Kampfsport-Aktivitäten im Vordergrund standen, sind es heute vielmehr die philosophischen und statischen Hintergründe der Bewegung und des Sportes. Seine Suche nach Methoden des SEIFUKU (Heilens) brachten Kontakte zu Shiatsu, Tsubo und Kiatsu. Immer wieder asiatische Techniken, die ihn weiterbrachten und seine Erfahrungen verfeinerten.
Seit mehr als zehn Jahren reist Punzet durch Europa, um bei Seminaren, Workshops und Trainingslagern der verschiedensten Kategorien sein Wissen um KUATSU weiterzugeben.

Brannenburg / Bayern, im Jahre 2001

WAKO / S.K.B.V.
Schweizerischer Kick-Boxing-Verband

WAKO / F.S.K.B.
Fédération Suisse de Kick-Boxing
Federazione Svizzera di Kick-Boxing

WAKO / S.K.B.F.
Swiss Kick-Boxing Federation

Herrn
Norbert Punzet
Maiwandstr. 3
D-83098 Brannenburg

Zürich, 7.12.1995

KUATSU-BUCH

Sehr geehrter Herr Punzet

Sie leiten nun schon seit 1989 das KUATSU-Training für unsere Mitglieder im Verband. Die rege Teilnahme an Ihren Kursen bestätigt die kompetente Art und Weise wie Sie KUATSU-Technik in Theorie und Praxis vermitteln.

Das Vertrauen in KUATSU und das vielfältige Wissen hat in unseren Verbandsschulen und Clubs bereits Fuss gefasst und das Verletzungsrisiko weitgehend reduziert.

Im Schweizerischen Kick-Boxing-Verband ist KUATSU ein integrierter Teil der Ausbildung seiner Mitglieder und ein Muss für jeden Trainingsleiter, Coach und Ausbilder. Jährliche "Follow-Up's" werden von uns gefördert und empfohlen.

Wir wünschen Ihnen für Ihr KUATSU-Buch guten Erfolg. Für die Mitglieder des Schweizerischen Kick-Boxing-Verbandes wird es sicher eine willkommene "Pflichtlektüre"!

Mit freundlichen Grüssen

SCHWEIZERISCHER KICK-BOXING-VERBAND
René Bösch
Präsident

KUATSU-AUSBILDUNG IN MÜNCHEN-NEUBIBERG, 21./22. SEPT. 1996

16-Stunden-Seminar in Asiatischer Erster Hilfe und Wiederbelebung

Die Bundes-Universität München-Neubiberg war Schauplatz der ersten großen Kuatsu-Ausbildung in den Reihen des BKB.

Der Kuatsu-Experte Norbert W. Punzet, Stilrichtungsreferent Kun-Tai-Ko, hatte beim „Shotokan-Stilrichtungs-Lehrgang" am 27. Juli 1996 in Oberhaching seinen Ausbildungsweg vorgestellt und zum Seminar eingeladen.

26 Teilnehmer aus den verschiedensten Regionen und Stilrichtungen waren angereist und mit Begeisterung bei der Sache. Der Dozent verstand es, die Asiatische Erste Hilfe mit den üblichen Grundsätzen der Ersten Hilfe zu vereinen und führte in Theorie und Praxis durch das 16-Stunden-Seminar.

So wurde bald der „innere Fußsohlennerv" und der „Jinchu-Punkt" ein fester Begriff in der Ausbildungsschiene und die interessierten Teilnehmer wußten sehr bald, ihre neu erlernten Kenntnisse am Partner zu simulieren und auszuprobieren. Daß Nasenbluten mit Schlägen gestoppt werden könne, und eine Ohnmacht mit einer schockartigen Nervenreizung behoben werden kann, verblüffte zwar zuerst, aber die Erfahrungswerte aus Jahrzehnten überzeugten dann doch.

Mit einer praktischen und schriftlichen Prüfung wurde das Seminar beschlossen und jeder Teilnehmer konnte das Kuatsu-Diplom für seine 16-Stunden-Ausbildung in Empfang nehmen.

Zum Abschluß wünschte Ausbildungsleiter Punzet allen Aktiven eine verletzungsfreie Zukunft und im Falle eines Falles einen beherzten und verantwortungsvollen Einsatz.

Franz Probst, Medienreferent
Bayerischer Karate Bund

Vorwort

Kuatsu, die „asiatische Variante der Wiederbelebung" wurde ursprünglich von den großen alten Meistern der Kampfkünste praktiziert und als grosses Wissen und Geheimnis immer nur von einem Meister zu einem Schüler weitergegeben.
So wundert es nicht, daß viele der KUATSU-Techniken zwar Hunderte von Jahren alt sind, doch erst jetzt durch Wenige bekanntgemacht werden.

Zu den Wenigen zähle ich mich, der ich etwa 1980 den ersten positiven Kontakt mit KUATSU hatte.
Und das geschah so:
Es drängte sich damals ein Kung-Fu-Meister bei einem Kickbox-Turnier zwischen den Verletzten und das Sanitäterteam, das schon seit einigen Minuten mit dem Bewusstlosen zugange war. Nach verblüffend wenigen Handgriffen dieses Kuatsu-Kung-Fu-Mannes stand innerhalb einer Minute der Verletzte wieder auf den Beinen und kämpfte sogar im Turnier weiter.
Mein Verständnis der „Ersten Hilfe - europäischer Art -" war ab sofort getrübt und mehr und mehr sammelte ich Fakten, Erfahrungen, Geschichten, Aufzeichnungen und Bücher in aller Welt, um dem Phänomen des KUATSU näher zu kommen. Dazu half mir mein Kampfsport, mein Engagement um Sport und Medizin und meine anderen Ambitionen im Sinne von Gesundheit und Sport. So studierte ich auf meine Weise und sammelte Alles zum Thema Kuatsu.

Auf diesem Berg von Informationen sass ich lange Zeit und dann entstand letztendlich

DAS KUATSU-BUCH.

Mit diesem möchte ich an alle Sportler, Trainer, Coaches, Betreuer und Funktionäre aller Art herantreten und darauf aufmerksam machen, dass es unser aller Pflicht ist, die Gesundheit unserer Schützlinge zu erhalten bzw. schnellstmöglichst wieder herzustellen.
Die einzig wahre Technik dazu ist KUATSU - und ich werde nicht aufhören,

weiter zu sammeln, in schriftlicher wie in mündlicher Form, um mein Wissen zu vertiefen und so verbreiten zu können, dass ich irgendwann einmal sogar alle KUATSU-Phänomene erklären kann.
Heute versuche ich mit meinen wenigen medizinischen Kenntnissen, dafür mit der Erfahrung befreundeter Ärzte, alle Wirkungsweisen der verschiedenen Kuatsu-Methoden zu begreifen und dies in meinen Seminaren in Europa an den Mann zu bringen.

Hoffentlich bleibt mir noch lange die Kraft und Gesundheit, die nötig ist, um all' die Reisen und Termine wahrnehmen zu können, die ich im Sinne einer Verbreitung der KUATSU-PHILISOPHIE auch weiterhin andenke.

Norbert W. Punzet

Inhaltsangabe

Einleitung

KUATSU
(wird ausgesprochen: „KATSU")

- die fernöstliche Methode der Wiederbelebung und Ersten Hilfe

Das KUATSU (auch Kappo genannt) entwickelte sich in Japan im Laufe von Jahrhunderten. Die Geheimnisse um das Kuatsu wurden geheimgehalten und nur von Mund zu Mund, vom Meister zum Schüler, weitergegeben.
Unter der Bezeichnung SEIFUKU (=heilen) versteht der Japaner ein System von Mitteln und Methoden, um Unfälle aller Art zu lindern und zu pflegen. Das KUATSU stellt nun eine Untergruppe des SEIFUKU dar, nämlich die Kunst der Wiederbelebung aus Ohnmachten aller Art.

Ich selbst bezeichne KUATSU als „Erste Hilfe im Sport" und schliesse die sogenannte „Erste Hilfe in Europa" in das KUATSU-Programm mit ein.

Dr. med. Felix Hess (Schweizer Arzt) war einer der ersten, der in Europa praktisch und erfolgreich mit KUATSU gearbeitet hat.

Robert Käsermann + (ebenfalls Schweizer), 5. Dan Ju-Jutsu, 4. Dan Judo, war offizieller Kuatsu-Experte und Judolehrer des Schweizerischen Judo- und Budoverbandes.

Er schreibt - etwa im Jahre 1970 :

> *„In einem speziellen Seminar in Anwesenheit der Basler Professoren Prof. Dr. Hans Weber, Prof. Dr. Heinrich Thölen und Prof. Dr. Alfred Pletscher und weiterer Mediziner habe ich meinen eigenen Sohn in einem rein medizinischen Experiment erwürgt. Der medizinische Tod wurde durch Prof. Pletscher persönlich festgestellt. Nach genau 68 Sekunden holte ich meinen Sohn durch eine Kuatsu-Methode wieder ins Leben zurück."*

PROF. MASAYOSHI-HIDO VON DER UNIVERSITÄT OSAKA war von der japanischen Regierung beauftragt, die Kuatsu-Methoden medizinisch-wissenschaftlich zu untersuchen und erklärte danach wörtlich:

„Die von mir untersuchten Kuatsu-Methoden sind b e s s e r als unsere medizinischen."

KUATSU ist keine Spielerei und verlangt eine sorgfältige Ausbildung. Falsche Anwendung kann tragische Folgen haben: dessen muss man sich unbedingt bewusst sein.

K U A T S U hat mit einzelnen Methoden bereits Einzug in die moderne medizinische Praktik gehalten. Wenige wissen, dass die Mund-Nase-Beatmung (auch Mund-zu-Mund-Beatmung genannt) eine alte Kuatsu-Methode ist. Bereits im Jahre 1806 wurde in Japan diese Technik schon schriftlich niedergelegt.
In den Sechzigern lächelten die Leute in Europa noch über diese Art der Wiederbelebung - heute finden wir sie im Reglement aller Sanitätsgruppen.
So bezeichnen wir heute auch global die „Erste Hilfe im Budosport" als KUATSU - und dies in allen Bereichen.

Die Kuatsu-Techniken beruhen auf dem

Prinzip : „SCHOCK und GEGENSCHOCK".

Also soll mit der KUATSU-Anwendung ein Gegenschock auf einen vorab eingetretenen Schock (z.B. Verletzung) per Nervenbahnen erfolgen.

Mit K U A T S U

nützt man die Möglichkeit, bestimmte Nervenzentren Stösse, Druck oder Streichmassagen zu reizen und fehlende durch künstlich erzeugte Reize zu ersetzen.

Wir befassen uns hier mit

- 3 - verschiedenen Nervensystemen =

- dem **peripheren-,**	(= Die Nerven des p.N. stellen die Verbindung her zwischen dem Zentralen N. und der Körperperipherie. Sie verbinden das Gehirn oder Rückenmark mit Muskeln, Haut und Sinnensorganen)
- dem **vegetativen-** und	(= Das autonome Nervensystem der Organe. Es umfasst Teile des peripheren N. und des Zentralen N. Es dient der Steuerung der unwillkürlichen Abläufe im Körper, wie Herz, Lunge, Blutgefässe, Darm und Harnblase. Das V.N. wird vom Hypothalamus im Gehirn gesteuert, wo Informationen verarbeitet werden, und reguliert das Zusammenspiel und die Funktion der Organe. So z.B.: der Sauerstoffmangel durch erhöhte körperliche Anstrengung wird durch automatische Steigerung der Atemtiefe und Atemzüge reguliert. Dadurch steigert sich die Herzfrequenz und mehr sauerstoffreiches Blut wird zugeführt. Auch das V.N. kann Schmerzsignale aufnehmen und ins Gehirn leiten.)
- dem **Zentralnervensystem.**	(= Gehirn und Rückenmark bilden das Zentralnervensystem. Von hier aus laufen Nervenfortsätze bis an den Rand des Nervensystems. Aus der Peripherie werden Signale vom Z. übernommen, gespeichert, verarbeitet und zu motorischen Signalen umgewandelt.)

Über das **periphere Nervensystem** können also Nerven oder Nervenzentren durch rasante Schläge, Stösse, Druck oder Streichmassagen (also durch KUATSU-Techniken) gereizt werden.

Dies bezeichnet man als Reflex!
(Reflexartig ist die unwillkürliche Reaktion eines Muskels auf einen von außen an den Körper herangebrachten Reiz.)

Beispiel # 1:
- er Kniesehnenreflex durch den medizinischen Gummihammer des Arztes!

Beispiel # 2:
- Streichelt man die Bauchhaut, spannen sich die Bauchmuskeln an (Bauchmuskelreflex durch die Haut).

Nerven

Unser gesamter Körper ist mit Nerven durchzogen - kleine und grosse. Grosse Nervenstränge können fingerdick sein, feine Verästelungen mikroskopisch klein. Die Reizgeschwindigkeit der Nerven schwankt beim Menschen zwischen 30 und 90 Metern pro Sekunde.

Reiz und Schmerz wird durch sensible Nerven zum Rückenmark transportiert und auch zum Gehirn weitergegeben. Wenn ein Reiz ein bestimmtes Mass übersteigt, wird er als Schmerz empfunden.

K U A T S U - ANWENDUNG ALLGEMEIN

Wichtig ist zuerst, die Ursache zu wissen, bevor eine Reparatur erfolgen kann.

Der Begriff der „Reparatur am menschlichen Körper" ist am besten damit zu umschreiben, dass alles, was durch Schock ausgefallen ist, durch Gegenschock wieder aktionsfähig gemacht werden kann - sofern der Gegenschock innerhalb kürzester Frist angewandt wird. Verursacht wird der Gegenschock durch rasante Schläge, Stösse und durch Druck. Ziele dieser Anwendung sind - je nachdem - Solarplexus, Gefässnerven, Magen und Darm, innerer Fusssohlennerv, Jinchu-Punkt und Muskelhautnerv des Zwerchfells u.a..
Oberstes Gebot für den KUATSU-Anwender ist es, Vertrauen zu vermitteln, bevor dieser aktiv wird. Ruhige Gelassenheit, sicheres Auftreten und konkrete Fragen nach Art und Ursache der Verletzung und seiner momentanen Auswirkung auf den Betroffenen wirken bedeutend auf das Ausmass der Schmerzen.

Stellen Sie Fragen nach :

- wo es weh tut,
- wie es passiert ist,
- ob die Stelle belastet werden kann,
- ob eine Verformung zu erkennen ist,
- ob sich der Verletzte an den Unfallhergang überhaupt erinnert ?
- und vergleichen Sie den verletzten Körperteil mit dem gegenüberliegenden Körperteil.

„Bevor Sie etwas tun, sehen Sie hin und hören Sie zu!"
Wir müssen lernen, sofort die richtige Diagnose zu stellen. Die Diagnose kann aber erst gestellt werden, wenn der Verletzte gesehen, der Grund der Verletzung bekannt und der Verletzte untersucht worden ist.

Darum merke:
„ Erst hinsehen und zuhören - dann anfassen !"

Trainer- oder Coachhilfe

TRAINER- ODER COACHHILFE

- die verantwortungsvollen Trainer beginnen hier mit KUATSU -

Es ist Aufgabe des jeden Trainers wie auch aller Kameraden, positiv auf den Wettkämpfer einzuwirken.

Nervosität des Schülers
Die natürliche Erregung, die sich beim sportlichen Wettkampf im Training oder auch im Turnier einstellt, ist erfahrungsgemäss beim Anfänger besonders groß. Viele Trainer unterschätzen die Bedeutung dieser Erregung aufgrund ihrer eigenen jahrelangen Routine.

Dabei sollte sich jeder Trainer im Vorfeld eines Turniers daran erinnern, dass die natürliche Erregung

- den Blutdruck auf 180 steigern kann,

- den Pulsschlag fast verdoppelt kann,

- einen fast unwiderstehlichen Drang zum Wasserlassen auslösen kann und

- bisweilen schon Tage vorher mit Durchfall, erhöhter Temperatur und gesteigerter Nervosität auftreten lässt.

Es ist Aufgabe des Trainers - wie auch aller erfahrenen Kameraden - hier positiv auf den Kämpfer einzuwirken.

Der Trainer hat neben seinen schon erwähnten Aufgaben vor allem auch die medizinische Betreuung während dem Training, dem Kampf, bzw. während des Turniers. Hier gilt es vor allem immer richtig zu entscheiden, ob und wieviel sein Schützling einstecken musste, wie er getroffen wurde und was seine Kampffähigkeit erhält.

HÄUFIGSTE VERLETZUNGEN :

Nachstehend werden häufig auftretende Verletzungen aufgezeigt, die erfahrungsgemäss auf der Wettkampffläche auftreten können.

Darunter sind Prellungen, die sich in aktuelle und ältere Prellungen unterscheiden, sowie Verstauchungen und Verrenkungen, grippale Effekte, Kreislauf-Probleme, Muskelkrämpfe und Muskelrisse, Nervenverletzungen am Arm, Sehnenentzündung sowie die „kleine Pflasterarbeit" :

PRELLUNGEN zeigen sich durch
- sofort auftretenden heftigen Schmerz
- Spannungsgefühl und
- Bewegungseinschränkung.

Gerade erlittene, also **aktuelle Prellungen,** die sich durch Anschwellen oder lähmenden Schmerz bemerkbar machen, müssen sofort versorgt werden, u.z. :

AKTUELLE PRELLUNGEN / Blutergüsse sofort mit Kühlmitteln behandeln,

- am KOPF mit Eis (im Beutel),
- am KÖRPER Kühlspray oder Eis und danach mit Salbe oder Gel (aber auf die kühlende Wirkung der Salben achten). Eis lindert den Schmerz, verhindert eine weitere Anschwellung, nimmt Schwellungen zurück und lindert Entzündungen.
- Bei Hautverletzungen ist auch Kühlung durch Natureis möglich (hier gilt auch: die Hautverletzung erst behandeln und danach weiter mit Eis kühlen.
- Bei grösserem Bluterguss sofortige Entlastung der verletzten Region, z.B. bei Oberschenkelprellung das verletzte Bein hochlagern.

Erläuterung zu Bluterguss =
Durch Schläge gegen Stellen, die nicht durch Muskeln geschützt sind - Schienbein, Schädel etc. - werden auch Blutgefässe in Mitleidenschaft gezogen. Kleine und kleinste Blutgefässe platzen durch den Schlag und Blut tritt aus. An dieser Stelle bildet sich eine druckempfindliche Vorwölbung. Wenn das Blut dort gerinnt, dauert es oft Wochen, bis die körpereigene „Polizei" diesen Blutauflauf wieder entfernt hat.

SOFORT NACH DER VERLETZUNG ALSO KEINE MASSAGE UND KEINE WÄRME !

Erläuterung zu Eis =
Eis lindert den Schmerz, verhindert weitere Anschwellung, nimmt Schwellungen zurück und lindert Entzündungen.
*Mit Eis **ist 24 - 48 Stunden** zu arbeiten - danach sind wärmende Salben und Salbenverbände zu verwenden.*

ÄLTERE PRELLUNGEN (Blutergüsse)

- darunter versteht man Verletzungen, die älter als 48 Stunden sind -

Wenn diese Prellungen, oder Zerrungen den Kämpfer behindern, müssen sie

- mit wärmenden Salben oder Gels behandelt werden.

- Salbenverbände, die alle acht Stunden zu wechseln sind und Alkoholumschläge dienen einer schnellen Genesung.
- Weitergehende Behandlung sollte bei schwerer Prellung die Wassertherapie im Bewegungsbad und/oder isometrische Muskelanspannungsübungen nach Anlegen einer angefeuchteten Bandage sein.

- Vor einem Kampf kann schon mit neutralem Massage- oder Muskelöl eine alte Verletzung oder gefährdete Stelle behandelt - angewärmt und flexibel gemacht - werden.

VERSTAUCHUNGEN und VERRENKUNGEN

zeigen sich durch

- sofort auftretenden heftigen Schmerz,

- starkes Anschwellen und einem

- Gefühl der Instabilität.

Verstauchungen und Verrenkungen von Gelenken geschehen meist im Kampf oder Sparring durch Verdrehen oder Überstreckung bzw. Überbeugung des Gelenkes (z.B. Umknicken im Sprunggelenk). Dabei kann von einer Verletzung des Band-/Kapselapparates ausgegangen werden.

Der Couch sorgt für die

- sofortige Entlastung des Gelenks,

- kühlt mit Eis oder kaltem Wasser,

- lagert das verletzte Glied hoch,

- legt eventuell Salbenverband und massvolle Kompression an und beendet die Trainingstätigkeit des Verletzten für diesen Tag.

Vor einer Trainingsaufnahme am nächsten Tag oder später hat sich der Coach dann von der vollen Funktionstüchtigkeit des Sportlers zu überzeugen.
Alte Verletzungen dieser Art sind wie alte Prellungen (siehe vorstehend) zu behandeln.

Für die Erstversorgung vorgenannter Prellungen, Stauchungen und Zerrungen gilt jeweils das

PECH - PRINZIP	**=**	**P** = Pause
		E = Eis
		C = Compression
		H = Hochlagern

GRIPPALE INFEKTE

Die Tagesform des Kämpfers kann durch Schnupfen oder Grippe stark beeinträchtigt sein.

Grippale Infekte sind keinesfalls zu unterschätzen!
Untersuchungen des englischen Forscherrates haben ergeben, dass Grippekranke

bis zu 57 % langsamer

reagieren als sonst.
Bei Schnupfen leidet vor allem die Koordination zwischen Auge und Hand - im Sport meist das Wichtigste.

KREISLAUF-PROBLEME

Konditionsmangel oder schlechte Luft in der Sporthalle bringen den Schützling oft an den Rand der Übelkeit. Kalter Schweiss und Gänsehaut begleiten meist diese Symptome.

Hier kann schnell reagiert werden, indem

- der Schützling an die frische Luft gebracht wird,

- er einige Schlucke kaltes Wasser zu trinken bekommt und

- er erst flach und mit hochgestellten Beinen gelagert wird und

- dann mit stützendem Gehen der Kreislauf langsam wird in Ordnung gebracht wird.

- Der Patient muss zum gleichmässigen Atmen motiviert werden und wird nicht allein gelassen.

- Er sollte weiterhin dem Turnier oder Training eine angemessene Zeit fernbleiben und eventuell seine Kondition aufbauen.

PFLASTERARBEIT

Auch kleine Riss- oder Platzwunden sollten gleich vom Coach versorgt werden können.
Die Behandlung dazu umfasst

- die sofortige Desinfektion und eventuelle Wundreinigung,

- Blutstillung und

- sterile Wundabdeckung.

Dazu ist sterile Wundauflage zu verwenden, Mullbinden und Pflaster griffbereit zu halten und stark blutende Wunden (z.B. Platzwunden) sofort ärztlich versorgen zu lassen.

MUSKELKRAMPF

Der Muskelkrampf lähmt den Kämpfer oft bis zur Bewegungslosigkeit.

Warum? - Durch :
- Überanstrengung,
- allgemeine Ermüdung,
- mangelhafter Trainingszustand,
- hoher Mineralsalzverlust (Magnesiumverlust),
- Krampfadern,
- Störungen im Bereich der Lendenwirbelsäule.

Wie? - Der betreffende Muskel zieht sich zusammen und ein heftiger Schmerz bezeichnet die betroffene Stelle.

Behandlung:

- Jede sportliche Aktivität ist sofort einzustellen,
- der verkrampfte Muskel ist durch äußerliche Einwirkung zu dehnen,
- der Muskel entspannt zu lagern,
- die betroffene Stelle mit Eiswasser o.ä. abzureiben;
- sofortige Einnahme von Magnesium verhindert den nächsten Krampf. (Öfters an gleicher Stelle auftretender Muskelkrampf muss in jedem Fall mit der Einnahme von zusätzlichen Magnesiumeinheiten (z.B. Kautabletten oder Sprudeltabletten) über einen längeren Zeitraum behandelt werden)

Langanhaltender Schmerz (z.B. immer noch Schmerz am nächsten Tag) kann mit Warmwasserbädern bekämpft werden.

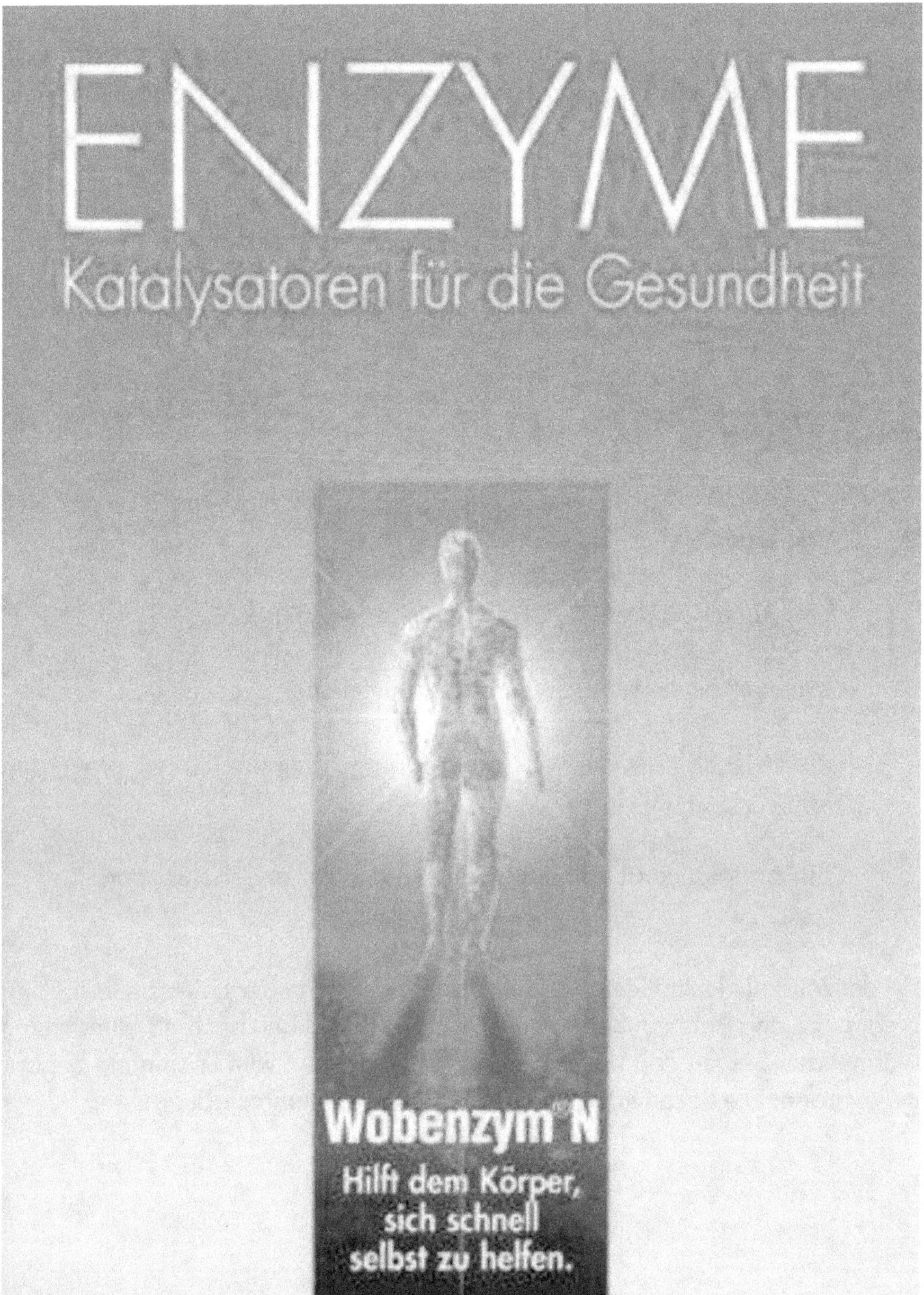
ENZYME
Katalysatoren für die Gesundheit
Wobenzym® N
Hilft dem Körper, sich schnell selbst zu helfen.

MUSKELRISSE

Durch ungenügendes Aufgewärmtsein, plötzlichen Antritt, aussergewöhnliche plötzliche Belastung oder durch frühere - alte - Verletzungen können Muskelrisse auftreten.

In der Unfallsituation ist der Muskelriss äußerst schmerzhaft, ein Muskelab- oder -durchriss eventuell durch einen peitschenden Knall zu hören. Auch ist meist eine Delle unter der Haut an der betroffenen Stelle zu erkennen.

Die KUATSU - HILFE ist :

- sofortige Verabreichung von Enzymen (z.B. Wobenzym in stärkster Dosierung),

- eine kalte Kompresse, Eispackungen oder Kühlspray,

- eventuell ein verabreichtes Schmerzmittel und

- eine Klebebinde, die von einem Taping-Fachmann angelegt werden kann.

- Ein Arztbesuch ist schnellstmöglich nötig und unaufschiebbar.

Da der Muskel nicht belastet werden kann, schont ihn der Patient selbständig. Neben der angeratenen Behandlung und viel Ruhe kann nach 48 Stunden mit wärmenden Salben und nach 8 Tagen mit Massagen vom Fachmann begonnen werden. Die Rekonvaleszenz kann allerdings Monate dauern.

NERVENVERLETZUNG AM ARM

A. „Das Mäuserl läuft! „

Der **ULNARNERV** (Ulnaris = Ellennerv) - auch „Musikantennerv" oder „Mäuserlknochen" genannt - liegt direkt unter der Haut der hinteren Innenseite des Ellenbogens.

Ein Anstossen, Anrempeln oder ein Sturz kann eine Reizung dieses Nervs auslösen. Dies zeigt sich durch ein sofortiges Kribbeln, das den Unterarm hinunterläuft bis in die Spitze des Klein- und Ringfingers (4. + 5. Finger). Es kann in schweren Fällen aber auch eine Taubheit dieser Region auslösen.

Meist ist nach wenigen Augenblicken bis zu Minuten dieses Sympton wieder verschwunden. Auch Taubheitsgefühle lösen sich über die Zeit von mehreren Stunden bis zu Tagen wieder auf.

Achtung:
Bei stärkeren Symptomen ist mit einer Verletzung (evtl. Fraktur) des „Olecranon" zu rechnen. Hierbei handelt es sich um die knöcherne Spitze der Elle, die ein Überstrecken des Ellenbogengelenks verhindert.

B. Der Oberarm-Nerv

Durch Schläge und Druck gegen den Oberarm kann der **RADIALISNERV** (Nervus radialis) verletzt werden. Dieser Nerv windet sich knochennah um den Oberarmknochen und reagiert ähnlich dem Ulnaris.
Starke Reizung führt bis zur Taubheit der Hand und damit Unfähigkeit der Fingerfunktionen (ausgenommen 4. + 5. Finger).

Anzeichen von Nervenverletzung :

- eine sofortige Schwäche im Bereich Handgelenk und Handgriff,
- die Faust kann nicht mehr ganz geschlossen werden,
- ein unterschiedliches Taubheitsgefühl macht sich im Arm breit.

Behandlung :

- sofortige Beendigung der Aktivität und Schonung des Armes,
- Prüfung der Funktionsfähigkeit des Ellenbogens und
- eventuell Röntgen des Gelenks.

SEHNEN-ENTZÜNDUNG

TENDINITIS - die Entzündung einer Sehne oder Sehnenscheide tritt oft beim Kampfsportler durch die häufig ausgeführten „Luftschläge" auf. Der Tennisinteressierte kennt dieses Schmerzbild als Tennisarm.
Aber auch die Achillessehne und die Adduktorensehnen (an der Innenseite der Oberschenkel) sind durch übertriebene Dehnungsübungen gefährdet.

TENDOSYNOVITIS - die Entzündung der dünnen inneren Auskleidung der die Sehne umgebende Scheide - „Sekretärinnen-Krankheit".

Anzeichen von Sehnenentzündung :

- Schmerzen,

- Druckempfindlichkeit und

- Schwellung der Sehne,

- manchmal eingeschränkte Bewegungsfähigkeit des mit der betroffenen Sehne verbundenen Muskels.

Behandlung :

- sofortige Beendigung der Aktivität und Schonung,

- Ruhigstellung, evtl. durch Schlinge,

- eine Eisbehandlung im Frühstadium bringt Linderung,

- eine Enzymbehandlung ist sofort zu beginnen (z.B. Wobenzym in höchster Dosierung),

- genaue Diagnose durch den Arzt nötig.

Der Arzt verschreibt meist eine Ultraschallbehandlung, verabreicht oder spritzt entzündungshemmende Präperate und stellt unter Umständen den Arm/das Bein mittels Schiene für einige Wochen ruhig.

NOTIZEN

DAS KUATSU-BUCH - 3. Kapitel

Frakturen und Luxationen

FRAKTUREN und LUXATIONEN

FRAKTUREN oder der VERDACHT darauf rufen immer einen Arzt auf den Plan!

Fraktur (Knochenbruch)

Man unterscheidet bei den Frakturen, im allgemein Knochenbrüche genannt, unter den einfachen und komplizierten Brüchen. Als Bruch wird aber auch der sogenannte Haarriss oder die Haarlinie eingestuft.

FRAKTUREN erkennt man :

- an Schmerzen unterschiedlichster Intensität,

- manchmal als Knirschen oder Knacken,

- an Bewegungs- und Belastungsunfähigkeit, sog. Funktionsverlust,

- an Formveränderung oder unnatürlicher Haltung des Gliedes,

- an Schwellung,

- bei verdeckten Knochen - Elle, Speiche, Mittelhandknochen u.a. - an Kreislaufschwäche (fahle Gesichtsfarbe, kalter Schweiss, Frösteln, schneller und schwacher Puls sowie Übelkeit.

  *Tritt eine akute **Kreislaufschwäche** ein, wird diese zuerst behandelt, dann erst weiter mit der Fraktur!)*

Rippenbrüche

... sind meist nicht gleich erkennbar und im Falle der Bewusstlosigkeit des Patienten nur schwer erkennbar. Vor einer Wiederbelebung muss sichergestellt sein, dass keine Rippen gebrochen sind.

Wiederbelebung bei Rippenbruch-Verdacht
nur ohne Brustkorbdruck durchführen!

Eine falsche Behandlung kann dem Patienten nicht nur unnötigen Schmerz zufügen sondern die Verletzung sogar noch verschlimmern.

Die Untersuchung einer vermutlichen Fraktur wird grundsätzlich auch durch Fragen begleitet. So ist die Funktion des verletzten Gliedes zu hinterfragen, auch nach der Art der Schmerzen und der patienteigenen Diagnose wird gefragt und nach dem allgemeinen Befinden. All diese Punkte sind dem Arzt mitzuteilen.

Luxation (Auskugelung oder Verrenkung)

Nur hervorragend ausgebildete Meister können auf dem Gebiet der Luxation Kuatsu anwenden. Eine ganz normale „1. Hilfe" ist hier meist vollkommen ausreichend. Fixieren wenn nötig, transportabel machen, zum Arzt bringen oder den Arzt holen, sollte in 99,9% der eintretenden Fälle genügen.
Nur wer anatomische Kenntnisse besitzt, ist in der Lage zu erkennen,

- ob eine Dislokalisation (Auskugelung) besteht,
- ob eine kurzfristige Dislokalisation bestand (Verstauchung!),
- ob der ausgekugelte Arm richtig vor der Gelenkpfanne steht oder
- ob vielleicht sogar ein Gelenk gebrochen oder ein Teil davon abgesplittert ist.

Sofortmassnahmen für Frakturen und Luxationen :

- Entlastung des betreffenden Gliedes bzw. dessen Umgebung,

- vorsichtiges Ruhigstellen mittels Schiene (notfalls improvisieren), Alle Brüche sollten vorsichtig so fixiert werden, dass eine Verschiebung der Bruchstelle ausgeschaltet wird.

- für angenehme Lagerung des Patienten sorgen (weiche und warme Unterlage, Kopfkissen, warme Decken),

- wegen möglicher Kreislaufschwäche die Beine hochlagern,

- für frische Luft sorgen,

- wenn nötig ein Schmerzmittel verabreichen (Arzt davon informieren),

- bei offenem Bruch für eine sterile Wundabdeckung sorgen und wenn möglich die Blutung stillen,

- weder etwas zu Essen oder zu Trinken geben (im Falle einer Operation sollte der Magen leer sein)

- Patient zum Arzt oder Arzt zum Patient.
  Bei der Fahrt zum Arzt immer einen zweiten Mann mitnehmen, damit der Fahrer die Hände frei hat und der Patient trotzdem betreut werden kann.

Der Verletzte ist während der Behandlung in die ihm angenehmste Haltung zu bringen und zu beruhigen, bis der Arzt eintrifft. Der Helfer bleibt immer in seiner Nähe und organisiert zielgerichtet und kompetent.

Verband bei Schlüsselbeinbruch

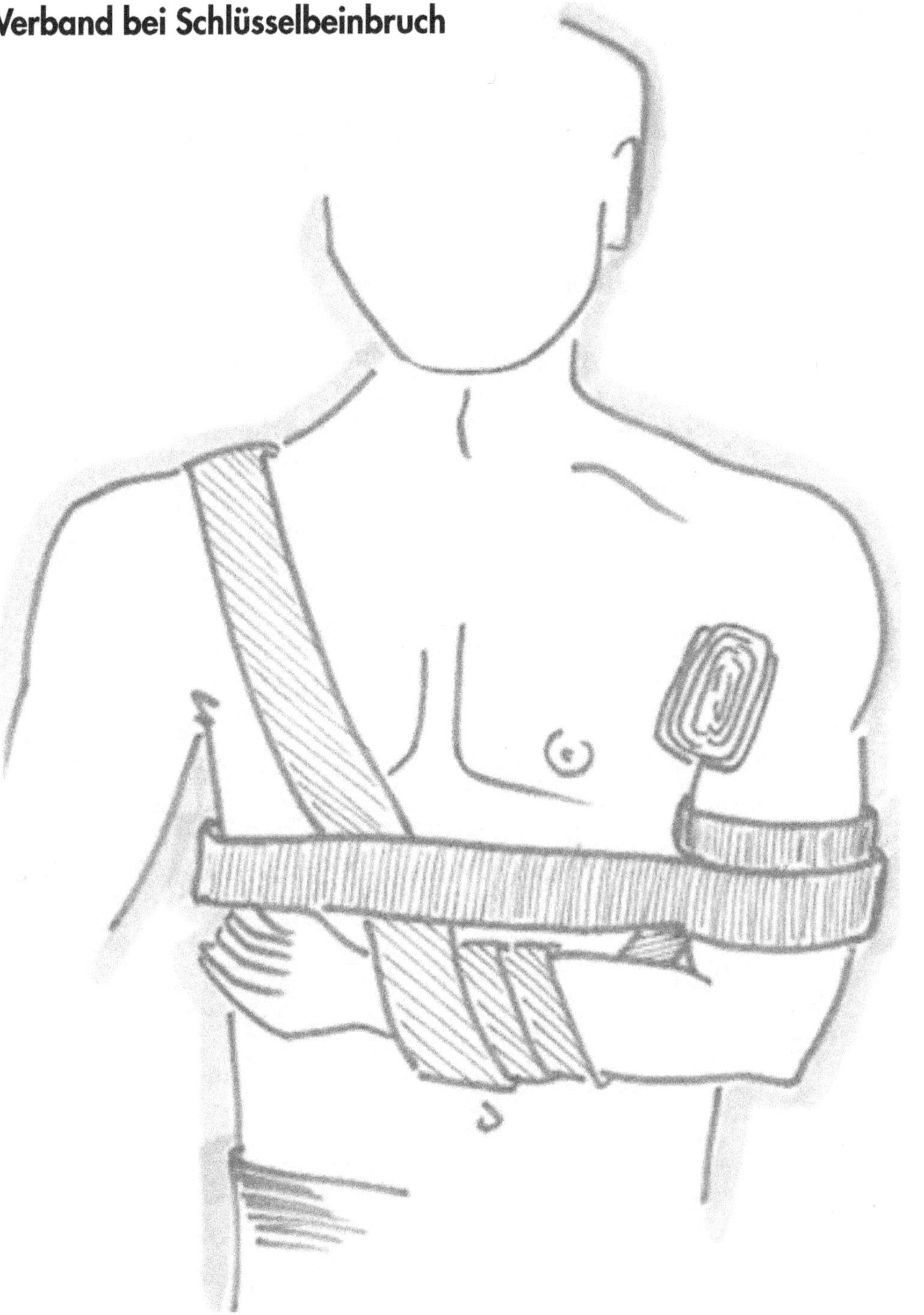

V E R B A N D bei Frakturen

Zum Zwecke des Transportes von der Unfallstelle zum Arzt oder Krankenhaus ist ein Verband anzulegen.

- bei Schlüsselbeinbruch

- ist der Arm der betroffenen Seite komplett ruhigzustellen,

- mit Dreiecktüchern, Judogürtel oder Bandagen muss der Arm so fixiert werden, daß er beim Transport körpernah bleibt.

Ausführung (siehe Zeichnung) :

- als erstes eine Rolle (zusammengerolltes Handtuch, T-Shirt o.a.) unter die Achselhöhle klemmen,

- dann den angewinkelten Arm quer vor der Brust über die gesunde Schulter fixieren,

- zuletzt den Oberarm der verletzten Seite um den Oberkörper fixieren.

Verband bei Oberarmbruch

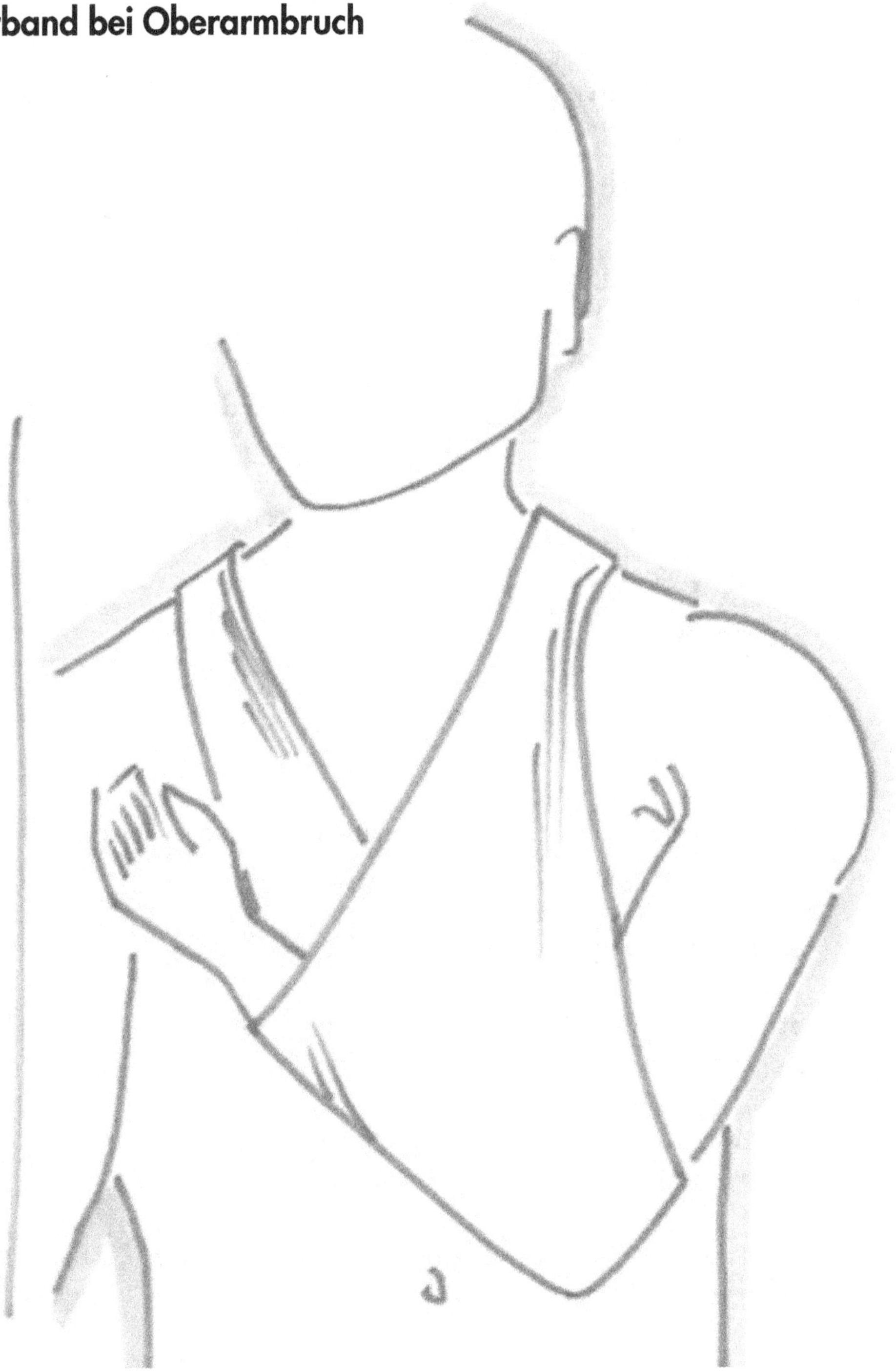

- bei Oberarmbruch

- mit dem Dreiecktuch wird eine Schlinge geformt, die vor dem Oberkörper liegt,

- der Unterarm des verletzten Arms wird in die Schlinge gelegt und

- im spitzen Winkel vor der Brust mit dem Dreiecktuch um den Hals verknotet.

- Der Verletzte schützt zusätzlich mit dem gesunden Arm den verletzten beim Transport.

- bei Fingerbruch

- der gebrochene Finger ist am besten mit dem nächstgrößeren Finger zusammen zu bandagieren,

- zusätzlich kann ein Stöckchen, Kugelschreiber u.a. mit in den Verband eingebunden werden,

- die Hand ist ruhig zu stellen und mit Eis zu kühlen.

- Beim Bruch eines Mittelhandknochens kann oft auf eine Bandage verzichtet werden.

- Der komplizierteste Fingerbruch ist in der Regel am Daumen und kann unter Umständen nicht vorversorgt werden.

- Ein Arztbesuch, schon wegen einer Röntgenaufnahme, ist unbedingt erforderlich.

Verband bei Kieferbruch (Barton-Verband)

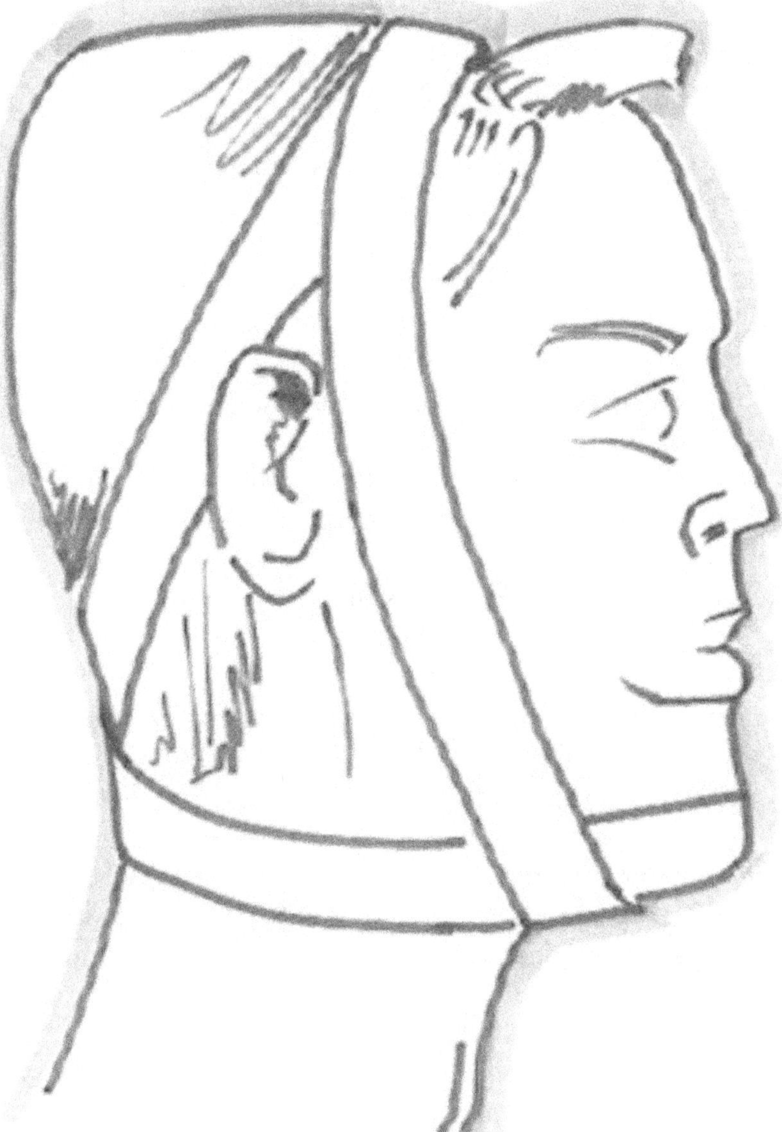

- bei Kieferbruch

Der Kieferbruch ist im Box- und Kampfsport eine häufige Verletzung geworden, da der Kiefer als erklärtes Ziel gilt.

Zu erkennen :

- durch Druckempfindlichkeit an der Druckstelle,
- durch Schmerzen beim Öffnen des Mundes,
- durch Schmerzen beim Aufeinanderbeissen der Zähne,
- am fehlenden Kieferschluss (Zähne beissen nicht mehr wie gewohnt aufeinander),
- an einer Verformung oder Schwellung an der Bruchstelle,
- duch die üblichen Fraktur-Symptome.

Auch der **Oberkiefer** kann gebrochen sein, was aber nicht bandagiert werden kann.
Sehr schmerzhaft ist auch eine **Prellung** am Unterkiefer, jedoch fehlen die typischen Anzeichen eines Kiefernbruches.
Falls Blut aus dem Mund austritt, ist dieser auf **innere Verletzungen** zu untersuchen. Bei komplizierten Brüchen sind oft Knochenenden in den Mundraum eingedrungen und können (am besten durch den Verletzten selbst) unter der Haut ertastet werden.

Wurde ein Kieferbruch diagnostiziert, ist ein **BARTON-Verband (siehe Zeichnung)** anzulegen.
Dies jedoch nur, wenn sich der Verletzte dadurch besser fühlt und nicht über zusätzliche Schmerzen klagt.

DAS KUATSU-BUCH - 4. Kapitel

Nase

NASEN-KUATSU

Das am weitesten vorstehende Gebilde des Kopfes ist die NASE und dementsprechend ist sie auch am meisten gefährdet. Ausser mit dem kopfumfassenden Boxerschutz, dem sog. Kopfschutz, ist die Nase nicht wirkungsvoll zu schützen.

Wir unterscheiden die Bereiche Nasenwurzel, Nasenrücken, Nasenspitze und Nasenflügel. Die Nasenwurzel wird von Knochen getragen, die übrigen Teile von einer Reihe kleiner Knorpel, die verformbar und gegeneinander verschiebbar sind.

Der Zugang zur Nase erfolgt über die Nasenhöhlen, die durch die Nasenscheidewand getrennt werden. Diese besteht aus einem knöchernen, einem knorpeligen und ganz vorne aus einem häutigen Anteil.

NASENBLUTEN (Epistaxis)

In allen Kampfsportarten wird ein Kampf beim Auftreten von Nasenbluten unterbrochen. Selbst beim Boxen kann beim wiederholten Bluten der Kampf ganz abgebrochen werden. Schläge, Stösse, zu starker Druck sowie sogar zu hohe körperliche Anstrengung kann Nasenbluten hervorrufen. Bluthochdruck und aussergewöhnliche Erregung können ebenfalls schon Nasenbluten verursachen.

Wie passiert Nasenbluten?

Kleine und kleinste Äderchen (Blutgefässe) innerhalb der Nase sind geplatzt und Blut läuft durch die Nasenlöcher ab. Ob die Urache eine gewaltsame Verletzung oder körpereigene Reaktion war, ist dabei unwichtig.

Behandlung :

Nun kennt man aus der Vergangenheit die merkwürdigsten Behandlungsmethoden, wie Auflegen von Eis oder kalten Schlüsseln in den Nacken oder wie kurzzeitiges Abbinden des linken Ringfingers. Auch legte man in der Vergangenheit den Kopf in den Nacken und liess das Blut über die Speiseröhre in den Magen fliessen. Alle diese Behandlungsmethoden sind umstritten und in der Praxis nicht immer wirksam.
Vielmehr soll man das Blut über die Nasenlöcher abfliessen lassen, da vielen Patienten das Ablaufen des eigenen Blutes in den eigenen Magen Unwohlsein bereitet. Auch kann zuviel Blut im Magen Übelkeit, Erbrechen und Krämpfe hervorrufen.

Bei drei möglichen KUATSU-Methoden gilt es für den Anwender zu unterscheiden. Die erste Diagnose ergab eine leichte Blutung und dementsprechend wird mit der schonendsten Behandlung begonnen.

Merke: Nicht mit Kanonen auf Spatzen schiessen - daher für die leichte Blutung die leichteste Methode anwenden!

Nacken-Kuatsu

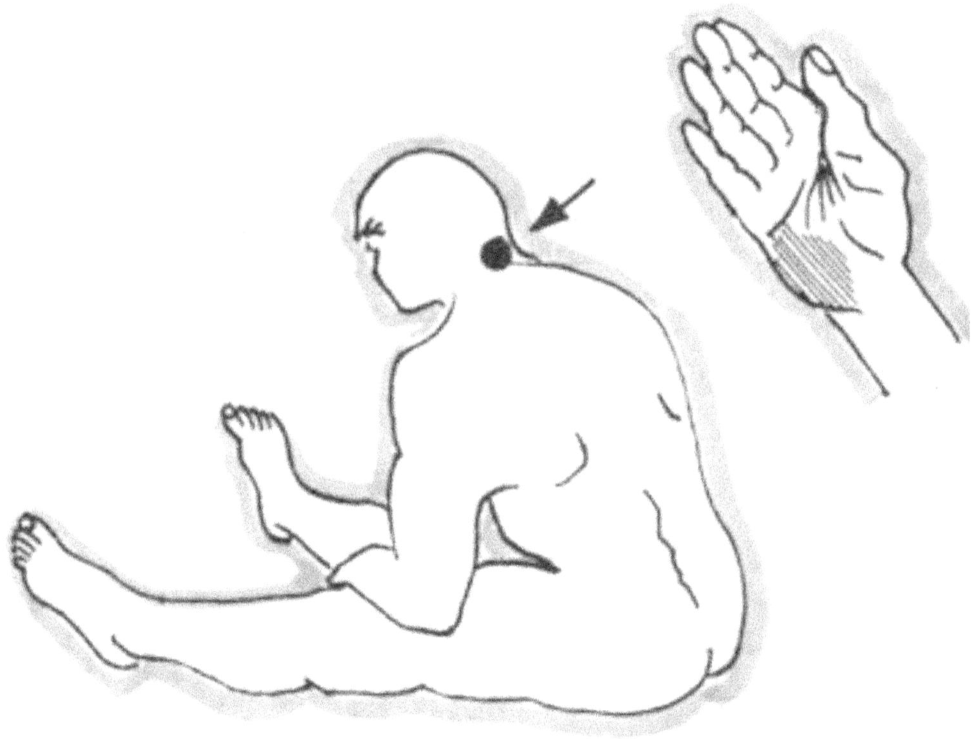

K U A T S U - METHODE 1

Nacken- und Stirn-KUATSU :

1. Der Patient sitzt auf dem Boden.

2. Der Helfer steht seitlich vor ihm, fängt die Stirn in seiner hohlen Hand auf und führt mit der anderen Hand exakte Handkantenschläge in den Nacken aus, und zwar unmittelbar am Übergang vom Nacken zum Kopf (siehe Punkt 1). Leichte aber kurze Ausführung, etwa 5 mal.

3. Danach folgt ein Handwechsel des Helfers und dann frontale Handballenschläge, die über die Stirn abgleiten (siehe Punkt 2), wobei der zurückgelegte Kopf im Nacken nun mit der anderen Hand gestützt wird. Auch hier 5 mal und danach den Patienten eine Minute sitzen lassen - nicht legen.

Diese Minute des Wartens gibt dem Patienten die Möglichkeit, die gerade angewandte Technik wirken zu lassen. In der Regel wird dies auch bei leichtem Nasenbluten genügen. Sollte die Blutung nicht enden, kann die Anwendung noch zweimal wiederholt werden.

Mit dieser KUATSU-Technik erreicht man eine Unterbrechung der Blutung im Gefässsystem und ein Aufhören des Nasenblutens,

... wenn die Gefässe nicht stark verletzt sind.

Stirn-Kuatsu

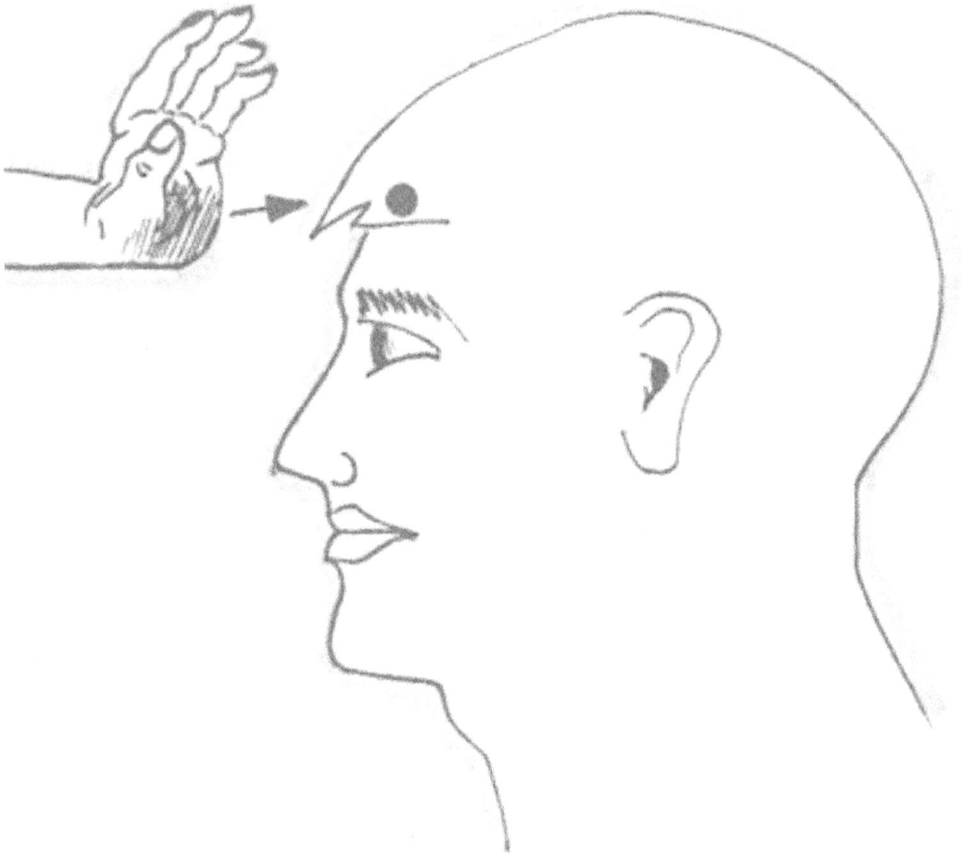

K U A T S U - METHODE 2

Der erfahrene Kuatsu-Anwender wird sehr wohl zu unterscheiden wissen, ob es sich um ein leichtes Nasenbluten oder eine echte Nasenverletzung mit starker Blutung handelt.

In diesem Fall ist sofort mit der zweiten Kuatsu-Methode zu verfahren.

Zangen-KUATSU :

1. Der Patient sitzt auf dem Boden.

2. Der Helfer steht seitlich hinter ihm, hält in einer Hand die Stirn und fährt mit Daumen und Zeigefinger der anderen Hand den Nacken hoch, bis zu dem Punkt, wo die Wirbelsäule im Schädel verschwindet.

3. Dort presst er mit Daumen und Zeigefinger so viel wie möglich greifbares Gewebe vor der Wirbelsäule etwa 30 Sekunden stark zusammen (Beisszangen-Technik)

4. und bewegt gleichzeitig mit der Hand an der Stirn den Kopf des Patienten ruhig hin und her (im Herzschlag-Rythmus).

5. Nach 30 Sekunden wird der Pressgriff wieder gelöst.

Sollte die Blutung innerhalb der nächsten Minute nicht zum Stillstand kommen, kann die Anwendung noch zweimal wiederholt werden.

Kompresse-Kuatsu

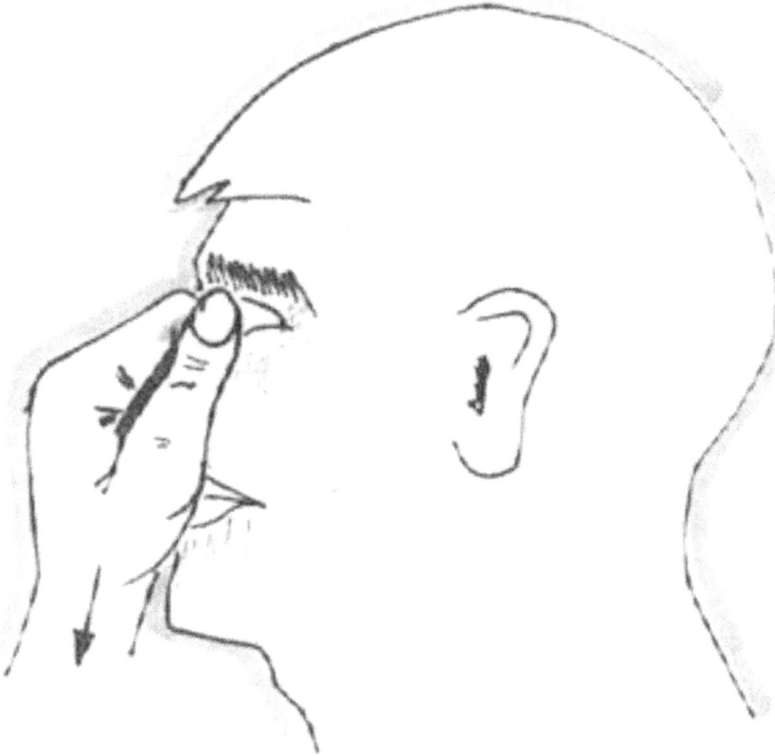

K U A T S U - METHODE 3

Mit der Methode 1 und 2 war die Blutung nicht zu stoppen bzw. wurde bei Diagnose eine überaus starke Blutung festgestellt. Somit sollte zur Methode „drei" gewechselt werden.

Diese Methode wird in der Regel erst angewandt, wenn die Methode 1 oder 2 erfolglos blieb.
Ein Verletzter ist grundsätzlich schonend zu behandeln und daher muss so lang wie möglich auf die „Fünf-Minuten-Kompresse" der Methode 3 verzichtet werden.

Kompresse-KUATSU :

1. Den Patienten aufrecht setzen.

2. Nase wird mit Daumen und Zeigefinger und unter Zuhilfenahme eines Tuches zugedrückt. Dabei ist zu beachten, dass die Nase von der Nasenwurzel weg bis zur unteren Nasenscheidewand ergriffen wird (siehe Bild beim Nasenbeinbruch).

3. Mit mässigem und gleichmässigen Druck wird die Nase fünf Minuten lang blockiert.

Die Blutung sollte nun innerhalb dieser fünf Minuten gestillt sein. Falls sie anhält, ist eine ausgedehnte Verletzung zu befürchten.

> Sollten diese drei Methoden keinen Erfolg
> zeigen, muss ein Arzt aufgesucht werden.

Zum Transport sollte man die Methode 3 anwenden (bei langem Transportweg auch mehrmals), d.h. den Patienten sollte man sitzend transportieren.
Es kann „blutstillende Watte" verwendet werden (Handhabung der Watte beachten : *„Beim Entfernen fasert lockere Watte aus und bleibt an den*

Nasenbeinbruch

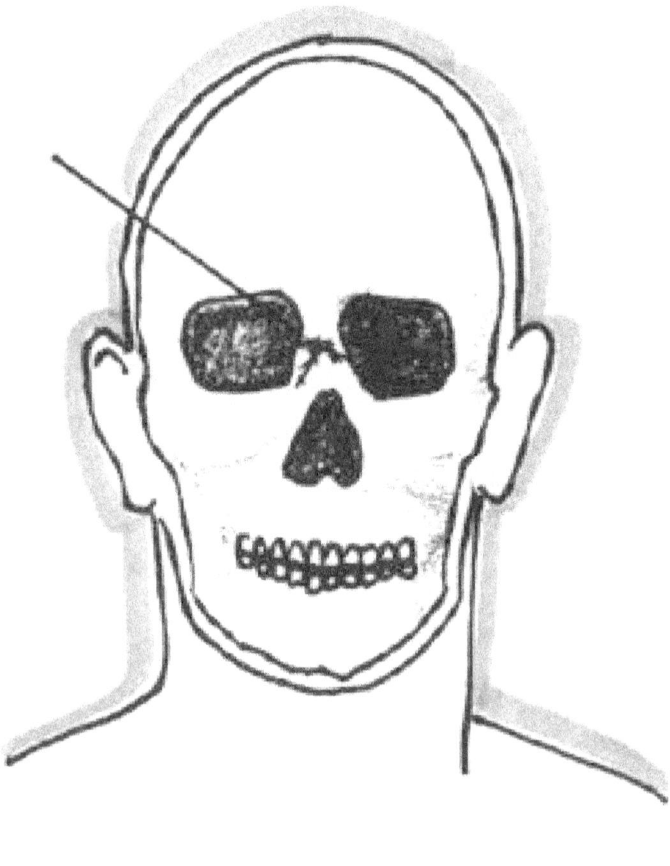

Nasenwänden kleben"). *Ist keine blutstillende Watte vorhanden, kann auch* etwas Mull, mit Salbe bestrichen, verwendet werden.

Vom sogenannten „Flach-Hinlegen" ist Abstand zu nehmen, da diese Stellung dazu führt, dass Blut geschluckt wird, was zu Übelkeit und Erbrechen führen kann.

Das Auflegen von Eis oder kalten Schlüsseln in den Nacken, gilt zwar als nutzlos, aber der Kältereflex führt zum Zusammenziehen von Blutgefässen und es entsteht ein Wohlbefinden durch die Kühle der Objekte.

NASENBEINBRUCH

Der Nasenbeinbruch wird am besten vom Verletzten erkannt :

- Dieser hörte seine Nasen brechen,

- er fühlt den Bruch,

- er kann durch Befühlen oder Bewegen der Nase den Bruch ertasten.

Bei einem Nasenbeinbruch oder wenn auch nur der Verdacht dazu besteht, ist in jedem Fall der Arzt aufzusuchen. Dies auch dann noch, wenn die Verletzung schon einige Zeit zurückliegt. Der Fachmann kann auch dann noch eine Stellungsregulierung vornehmen, wenn die Verletzung fast bis zu drei Wochen zurückliegt.

Grundsätzlich liegt es am kompetenten Helfer eine praktische, schnelle Hilfe zu starten. Die Schwere der Verletzung kann erheblich vermindert werden, wenn sie so rasch wie möglich, also vor dem Einsetzen einer ausgeprägten Schwellung, untersucht wird.

Ein offener Bruch darf nicht angefasst werden!

Eine deutliche Schiefstellung der Nase kann unter Umständen aber auch vom KUATSU-Helfer reguliert werden.
So z.B. in unwegsamen Gelände einer Expedition oder auf einer längeren Berg- oder Skitour, wo nicht mit der Hilfe eines Arztes gerechnet werden kann.
Es liegt meist am Verhältnis zwischen Verletztem und Helfer, ob so viel Vertrauen vorhanden ist, dass der Eine den Anderen an die gebrochene Nase fassen lässt.

Anwendung :

Die Knochen-/Knorpelverbindung kann durch einen kräftigen Fingerdruck so weit geformt werden, dass die Nase wieder gerade erscheint.
Dabei muss - gemäss der Zeichnung von Seite 48 - die Nase zwischen Daumen und Zeigefinger gefasst werden und mit einem Zug nach unten in seine natürliche Lage gebracht werden. Es ist darauf zu achten, dass die beiden Bruchenden nicht aneinander reiben oder sogar verkehrt zueinander stehen.

Nach Einrichten der Nase ist die Blutung auf vorgenannte Art zum Stillstand zu bringen.

DAS KUATSU-BUCH - 5. Kapitel

Shiatsu

KOPFSCHMERZEN - KUATSU

Ein guter Betreuer, Trainer, Coach oder Lehrgangsleiter sollte eine Hilfe bei Kopfschmerzen geben können.

Nachstehend wird die Lehre der

AKUPRESSUR = S H I A T S U

für Kopfschmerzen erläutert.
Shiatsu ist ein Zweig der asiatischen Medizin (gehört also auch zu SEIFUKU = heilen), der mit Druck verschiedene gesundheitliche Störungen therapiert.

Hier wird **SHIATSU** als **ERSTE HILFE** verwendet und dies begründet sich mit einem Auszug aus einem modernen Gesundheitslexikon:

> *„Unter „Erster Hilfe" versteht man Maßnahmen bei Erkrankungen, Verletzungen oder Vergiftungen, bis professionelle und ärztliche Hilfe zur Stelle ist. Das Ziel jeder Ersten Hilfe ist die Erhaltung des Lebens, das Verhindern einer weiteren Verschlechterung des momentanen Zustandes ... / ... Förderung und Unterstützung der Erholung, Zuspruch für Betroffene und Angehörige."*

Erläuterung :

In den Vorstellungen der asiatischen Medizin strömt das „Ki" (die Lebenskraft) entlang bestimmter Meridiane (Kanäle) durch den Körper. Ist dieser Weg blockiert, wird der Mensch krank. Die Shiatsu-Behandlung zielt darauf ab, die Gesundheit wieder herzustellen, indem an ansprechenden Stellen mit einem bestimmten Druck die Blockade gelöst wird.
Die fernöstliche Heilkunst hat mehr als 600 Punkte am menschlichen Körper erforscht, die auf den Shiatsu-Fingerdruck reagieren und damit Einfluss auf das körperliche Wohlbefinden nehmen. Die Ausgeglichenheit, die Harmonie des Menschen ist nur gegeben, wenn YIN und YANG im ausgeglichenen Verhältnis zueinander stehen.

„ YIN gilt als die negative, die Minuskraft, während YANG als die positive Kraft angesehen wird".

Die alten Asiaten, die Weisen, sahen in den Meridiaden Bahnen, durch die die Energie des Kosmos strömt und somit den Körper im Gleichklang zu YIN und YANG hält. Ist nun eine dieser Bahnen blockiert, wird der Energiefluss gestört und des treten Schmerzen auf.

Die Schulmedizin verhält sich gegenüber der Akupressur zurückhaltend. Zunehmend wenden Ärzte sie aber ergänzend zu anderen Therapiemaßnahmen an.

Die häufigsten **Kopfschmerzen** sind auf Verkrampfung durch Überanstrengung, auf Nervosität, auf Übermüdung, auf zu wenig Schlaf oder auf zu reichliches Essen und Trinken zurückzuführen.
Schon mit einer SHIATSU-KUATSU-Behandlung kann hier Erleichterung verschafft werden. Aber auch schwere Migräne u.ä. kann durch regelmäßiuge Behandlung - über Tage und Wochen - gelindert und sogar geheilt werden.

Die Wirkungsweise des SHIATSU :

Forschungen haben ergeben, daß durch Shiatsudruck im zentralen Nervensystem Endorphine (morphinähnliche Substanzen) freigesetzt werden, die als natürlicher Schmerzstiller wirken. Außerdem wird vermutet, daß der intensive Druck eine gewisse Form von Hypnose erzeugt und so als Ablenkung oder Gegenreiz zum eigentlichen Schmerz wirkt. Ausserdem wird durch die **periphere Nervenreizung** die Blutmenge in den Hirngefässen reguliert.

Der traditionelle Anwender erkennt an, daß eine genaue Diagnose vor der Anwendung erforderlich ist. Die richtige Haltung des Patienten, der genau dosierte Druck und vor allem die exakte Auffindung der Druckpunkte müssen berücksichtigt werden. Nur so ist garantiert, daß die deblockierende Wirkung auf die Meridiaden einsetzt.
Es gibt im Westen gegenwärtig nur wenig legale Beschränkungen für die Anwendung von Shiatsu. Es ist auch keine formelle Qualifikation zu ihrer Ausübung erforderlich.

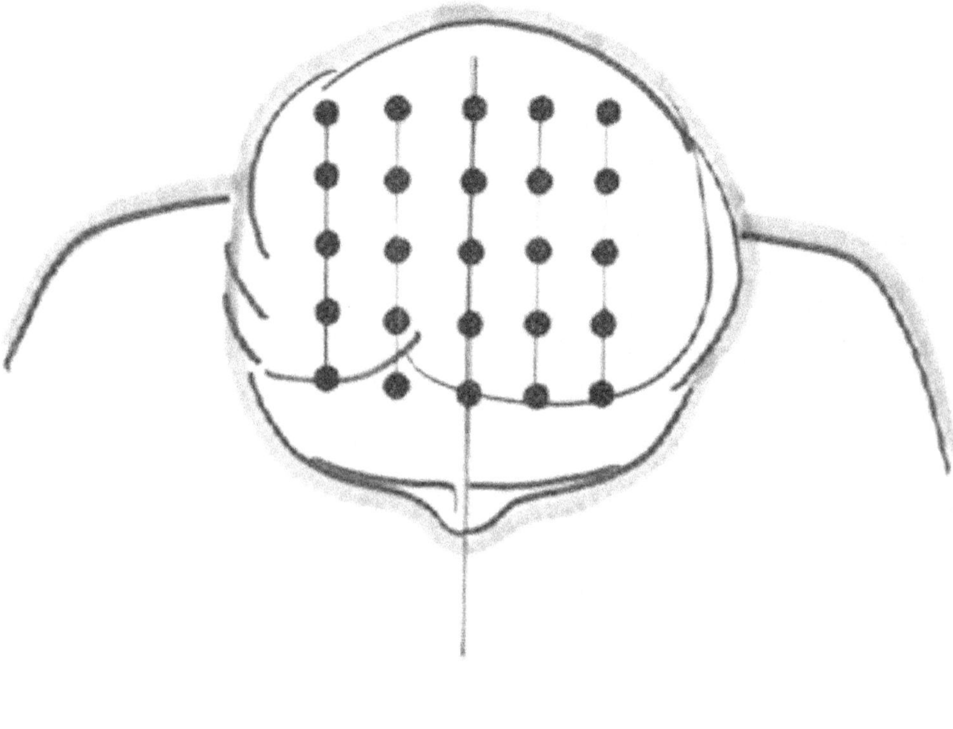

Behandlung 1

SHIATSU - Behandlung 1

Der Patient sitzt, der Helfer steht hinter ihm. Es ist dafür zu sorgen, dass der Patient entspannt sitzt, die Hände im Schoss hält, die Augen schliesst, tief und regelmässig atmet und nur auf die helfenden Hände achtet.

1. Fingerspitzen des Zeige- und Mittelfingers (oder der Daumen) finden sich nebeneinander am Haaransatz und drücken drei Sekunden mässig (mit etwa 15 Pfund).
   Der 15-Pfund-Druck ist auf einer Personenwaage zu üben. Jeder Helfer sollte möglichst genau dieses Druck ausüben können.
   Bei kleineren, bzw. jüngeren Personen ist dementsprechend der Druck zu verringern. Bei größeren, gewichtigeren Personen ist der Druck zu erhöhern.

2. Drei Zentimeter weiter - auf einem gedachten Mittelscheitel - befindet sich der nächste Punkt. Wieder drei Sekunden mässig drücken.

3. Jeweils drei Zentimeter weiter über diese Schädellinie zum zum Hinterkopf vorarbeiten (also insgesamt ca. 5x mässig drücken).
   Achtung: die Fontanelle auslassen!

4. Die Finger gehen wieder an die Haaransatzlinie - nun jeweils 1,5 cm von der Mittelscheitellinie nach rechts und links entfernt. Der Druck wird ausgeführt wie vorher.

5. Drei Zentimeter weiter - wieder parallell zum Mittelscheitel - befindet sich der nächste Punkt.

6. Jeweils drei Zentimeter bis zum Hinterkopf vorarbeiten (insgesamt wieder etwa fünf Druckstationen).

7. Zurück an die Haaransatzlinie - wieder je 1,5 cm weit auseinander - und auf dieser Linie die einzelnen Druckstationen bedienen.

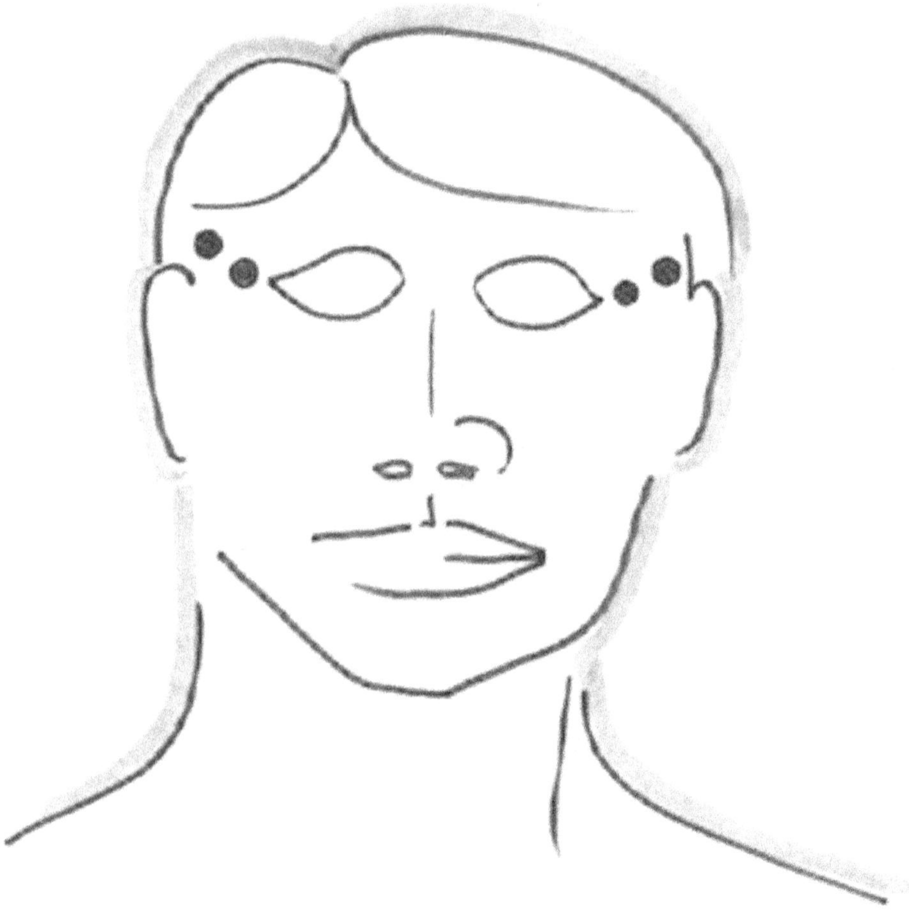

Behandlung 2

Erläuterung :

- Die Fingerspitzen sind im rechten Winkel aufzusetzen (Druck erfolgt mit dem Zeigefinger, wobei der Ringfinger als Helfer auf dem Fingernagel des Zeigefingers liegt).

- Dazu müssen die Fingernägel kurz geschnitten sein.

- Der Druck ist immer in Richtung des Kopfmittelpunktes zu richten.

- Der Druck ist auf einer Personenwaage im Vorfeld zu testen.

- Der Druck ist pro Druckpunkt jeweils 15'Pfund.

SHIATSU - Behandlung 2

Diese Behandlung kann auch von vorne erfolgen. Die nicht drückenden Finger sind immer im Gesicht des Patienten zu fixieren, damit der arbeitende Finger nicht in die Augenhöhle abgleiten kann.

1. Von rechts und links suchen die Finger die Vertiefung der Schläfen.

2. Etwa 1 cm vor und unter dieser tiefen Delle wird der erste Schläfenpunkt mässig gedrückt.

3. Etwa 1 cm hinter und über dieser tiefen Delle wird der zweite Schläfenpunkt (auf der Kaumuskulatur!) mässig gedrückt.

4. Nach einer Pause von etwa 10 Sekunden wird diese Behandlung **wiederholt.**

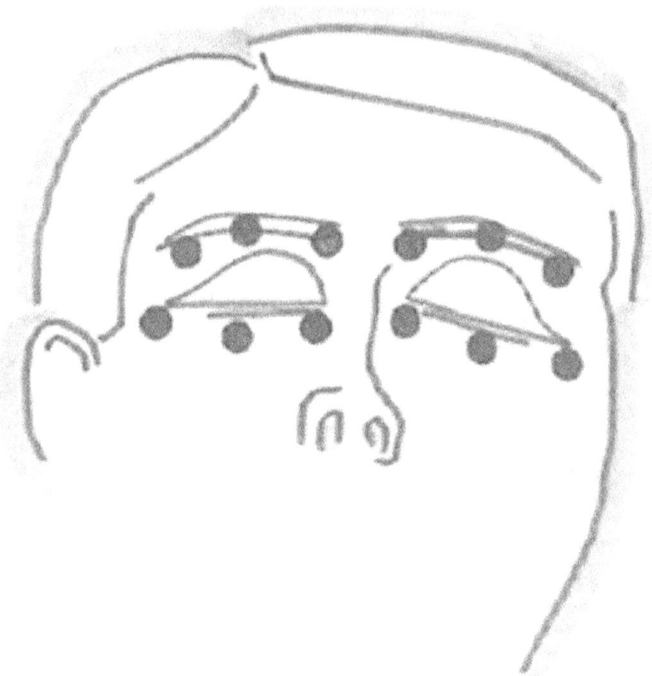

Behandlung 3

SHIATSU - Behandlung 3

Ziel dieser Behandlung sind die Innenseiten/Ränder der Augenhöhlen. Es werden beide Augen gleichzeitig behandelt.

1. Der erste Punkt findet sich an der unteren Innenseite der Augenhöhle in der Nähe der Nase. Ab sofort wird mit leichtem (etwa 10 Pfund) Druck ca. drei Sekunden gearbeitet.

2. Nächstes Ziel ist die untere Mitte des Knochenbogens.

3. Nun gleiten die Finger zur Aussenseite der unteren Augenhöhle.

4. Zurück zur Augeninnenseite erfolgt der nächste beidseitige Druck nach oben.

5. Weitergleiten zur oberen Augenmitte.

6. Am äusseren Augenrand findet sich der letzte Druckpunkt.

SHIATSU - Behandlung 4

Diese Behandlung erfolgt mit flach aufgesetzten Fingern, auch kann der Daumennagel in seiner ganzen Länge dazu verwendet werden.

1. Von der Nasenwurzel aus wird **mit ganz leichtem Druck** y-förmig zum Haaransatz und höher hochgefahren.

2. Wieder von der Nasenwurzel aus, aber sich eher v-förmig auseinanderbewegend wird wieder bis über den Haaransatz hinaus in die Haare hineingefahren.

3. Bei der dritten Technik werden sich die Finger schon etwa in der Mitte der Stirn auseinander bewegen.

4. Spätestens bei der 5. Technik wird sich aus der Y-Formation der 1. Technik eine reine V-Formation ergeben haben.

5. Nun wird an den Schläfen angesetzt und mit gleicher Technik bis in die Haare (über den Ohren) verfahren.

6. Alle Fingerkuppen streichen den Kopfschmerz aus dem Gesichtsfeld des Patienten. Immer aus der Gesichtsmitte und den Rändern bis in die Haare hinein. Insgesamt etwa 5-6 Wiederholungen.

SHIATSU - Behandlung 5

Diese abschliessende Prozedur wird sehr vorsichtig ausgeführt und dient dazu, die entstandenen Verspannungen durch die Behandlung in der Hals- und Nackenmuskulatur des Patienten zu lösen.

1. Der Helfer fasst von hinten den Kopf des Patienten beidseitig in der Kieferregion und mit den Daumen am Hinterkopf und zieht diesen senkrecht nach oben.

2. Diesen Zug etwa 30 Sekunden aufrecht halten oder zwei- bis dreimal wiederholen.

Abschliessend ist dem Patienten eine 5 - 10-minütige Pause anzuraten. Sollten danach die Kopfschmerzen nicht verschwunden sein, kann die Behandlung sofort wiederholt werden (dann 1 Stunde bis zur nächsten Behandlung warten).

Notizen

DAS KUATSU-BUCH - 6. Kapitel

Ohnmacht

DIE OHNMACHT

Erläuterung „Ohnmacht":

„ Die OHNMACHT ist ein aufgrund mangelhafter Durchblutung des Gehirns erzeugter vorübergehender Zustand der Bewusstlosigkeit. Dies geschieht OHNE FREMDEINWIRKUNG und ist meist mit kurz vorher auftretender Übelkeit oder Schwindelgefühl verbunden".

Ohnmächtig heißt:

Atmung und Puls ist in Ordnung, der Patient ohne Bewusstsein.
Augenzeugen berichten: „Der Betroffene wurde plötzlich bleich und sank in sich zusammen".

Vorzeichen können sein :

- Übelkeit,
- Schweissausbruch,
- Schwindel- und Schwächegefühl,
- Ohrensausen,
- Schleiersehen.

Auslösend können sein :

- das Gefühl der Enge, wenn viele Personen in einem Raum oder der Raum verhältnismässig klein ist,

- mangelnde Sauerstoffversorgung, z.B. durch überfüllten Raum oder durch Würgegriff (nach 10 - 15 Sek. bei Blut- und Luftwürger)

- ein plötzlicher Schreck (z.B. das Sehen von viel Blut), Schmerz, Angst und Stress,

- übermäßige Anstrengung oder große - meist negative - Aufregung (z.B. bei einem Sportwettbewerb, Prüfungsangst),

- längerer Husten oder zu langes Blasen auf einem Musikinstrument (z.B. Trompete),

- zu langes Stehen oder plötzliches Aufstehen bei älteren Leuten (Absacken des Blutes in die unteren Venen).

Vorbeugendes KUATSU :

- Den Patienten hinsetzen lassen und den Kopf zwischen die Beine hängenlassen oder

- ihn flach auf den Rücken legen lassen und die Beine hochlagern.

Jinchu-Punkt

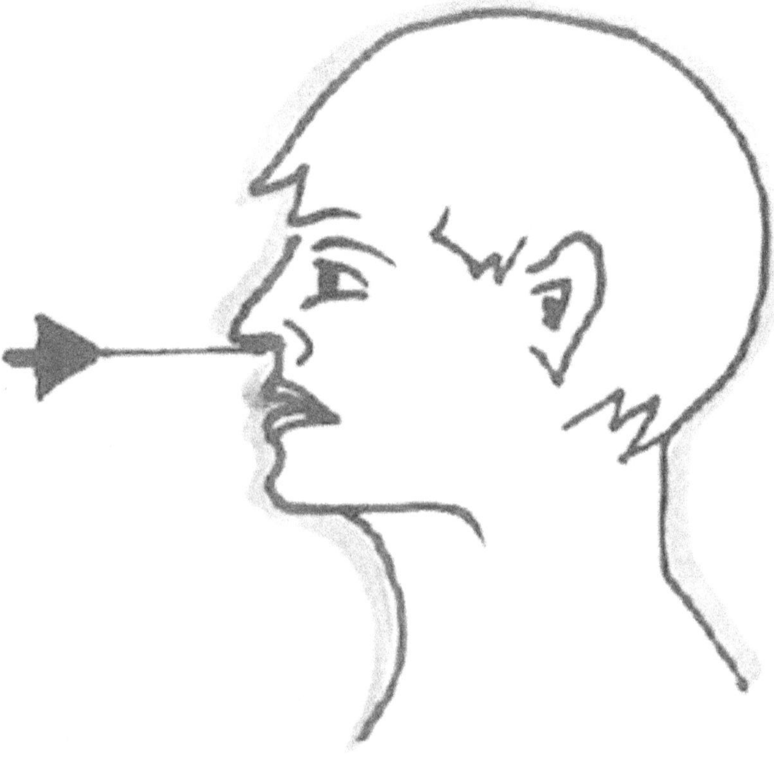

KUATSU bei Ohnmacht :

Methode A: Druck auf den

J I N C H U - P U N K T ,

also genau auf den Punkt, wo sich die Gesichtsknochen unter der Nasenscheidewand treffen. Der Druck erfolgt nachhaltig mit dem Daumennagel in Richtung des Kopfinneren.

Dieser Nervenreiz sollte zum Erwachen führen. Als Reaktion des Erwachens zeigt der Patient sofort eine Ausweichbewegung mit dem Kopf sowie Schutzreaktionen mit den Händen.

Methode B: Falls der Patient barfuss ist, kann die Ohnmacht mit Zweifingerschlägen auf den

I N N E R E N F U S S S O H L E N N E R V

gelöst werden. Zwei bis drei Schläge mit den zusammengepressten Zeige- und Mittelfingern in die tiefste Beuge der Fusssohle (Finger müssen brennen!) lösen ein kleinen Stromschlag im Kopf aus - also über das periphere Nervensystem - und sollten den Patienten erwecken.

Methode C: Durch Socken hindurch oder Boxerstiefel, deren Schnürung zu lösen zu lange dauern würde, kann die „Methode B" auch wie folgt angewendet werden:

Zwei bis drei kräftige Karate-Fauststösse (Tsukis) werden von unten in die tiefste Fussbeuge des gestreckten Beines in Richtung des Kopfes ausgeführt und erzielen diesselbe Wirkung wie A oder B.

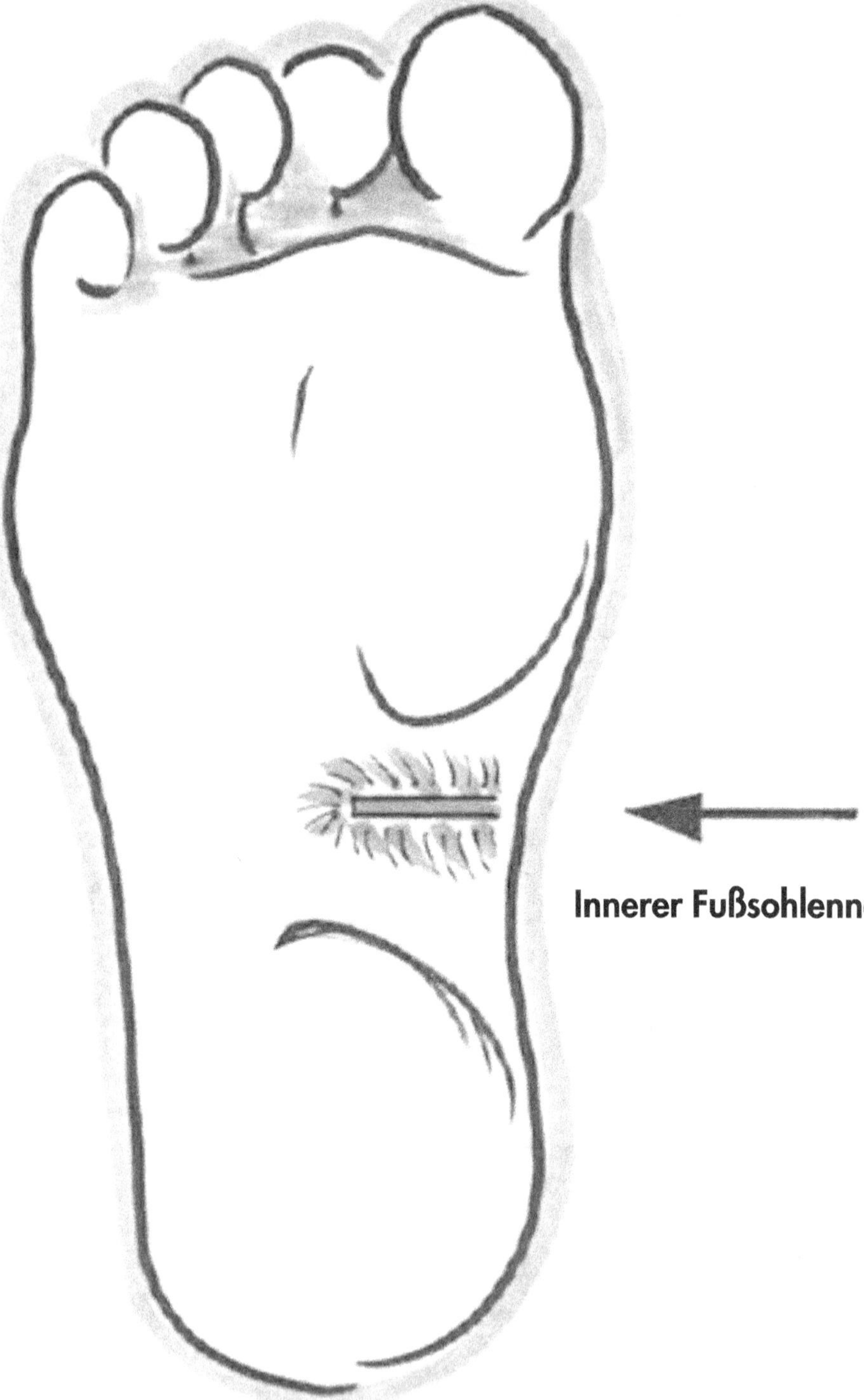
Innerer Fußsohlennerv

Methode D: Wird der Verletzte bereits in Bewusstlosigkeit aufgefunden, kann mit der

NABEL-KUATSU

gearbeitet werden. Auch in dem Falle, dass eine Gesichtsverletzung vorliegt und der Patient nicht schnell barfüssig gemacht werden kann, empfiehlt sich hier der Griff zum sehr empfindlichen Nabelbereich.

- er Helfer ergreift mit Daumen und Zeigefinger (Daumen unten) die dem Herzen zugewandte Nabelwand.

- Im Takt der eigenen Atmung kneift der Helfer kräftig in diese Hautpartie und zählt im Takt der Atmung (einundzwanzig, zweiundzwanzig, ...

- Spätestens beim zehnten Kneifen sollte dieser Nervenreiz genügt haben, den Bewusstlosen aus seiner Situation zu holen.

Nach dem Wiedererwachen wollen sich kurzzeitig Ohnmächtige meist sofort wieder aufsetzen. Dies ist zu verhindern! Die Beine des Patienten sind erst einige Minuten hochzulagern, dabei sollte eine Unterhaltung geführt werden. Dann ist dem Patienten aufzuhelfen, ihn zur frischen Luft zu führen und zu warten, bis sich der Kreislauf wieder stabilisiert hat.
Auch dann ist der Patient weiter zu beobachten und eventuell an einen Arzt zu verweisen.

DIE BEWUSSTLOSIGKEIT

Erläuterung „Bewusstlos":

„ Dies ist die völlige Ausschaltung des Bewusstseins. Nur kurzdauernd bei einer Ohnmacht, hier längerfristig als Folge von Verletzung, Erschütterung oder Erkrankung des Gehirns.
Leichteste Art der Bewusstlosigkeit ist der Schlaf.
Tiefe und langandauernde Bewusstlosigkeit ist das Koma. „

Auslösend können sein:

- Schlag- oder Sturzeinwirkung auf den Kopf oder Körper (z.B. K.O.-Schlag zum Kopf beim Boxen),

- Schockzustände nach Unfall,

- Vergiftungen,

- schwere Infektionskrankheiten und

- Einschränkung oder Absperrung der Sauerstoffzufuhr zum Gehirn, z.B. bei Würgegriff (nach 10 - 15 Sek. bei Blut- und Luftwürger).

Egal was die **Bewusstlosigkeit** des Patienten ausgelöst hat, es ist in jedem Fall sofort die sogenannte A B C - MASSNAHME anzuwenden:

Atemwege frei?

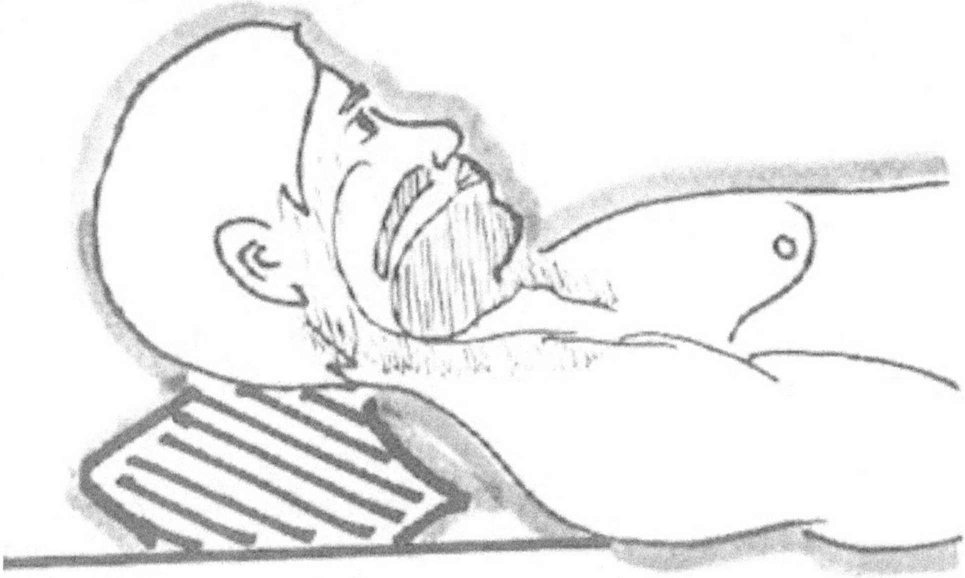

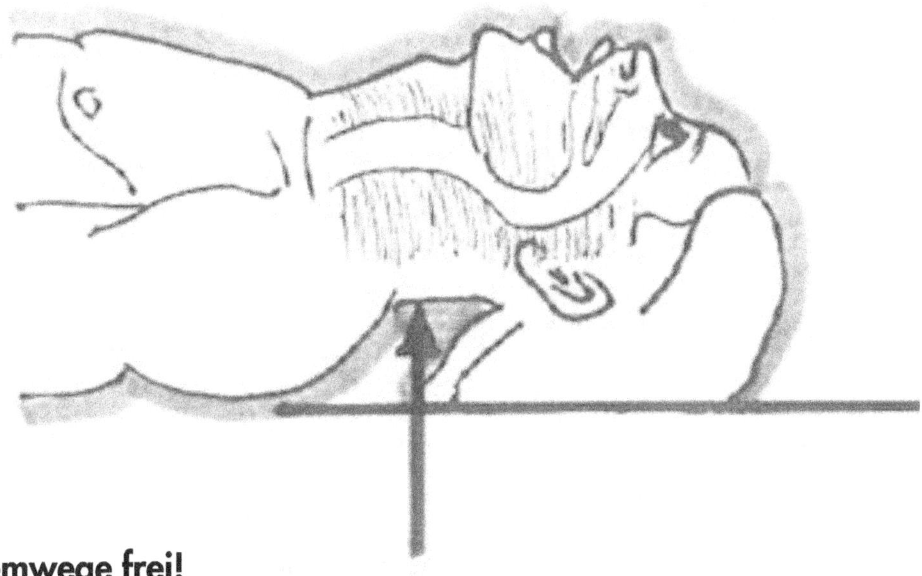

Atemwege frei!

A B C - MASSNAHME - PRÜFUNG

A = ATEMWEGE frei?

- Mund öffnen, in den Mund- und Rachenraum blicken
- Hals von innen und aussen auf Verletzung prüfen

B = BEATMUNG nötig?

- Atmung prüfen:
  - durch Auflegen einer Hand auf die Brust in Höhe der kurzen Rippen und der anderen Hand in der Magengrube kann Heben und Senken des Brustkobes festgestellt werden oder
  - weit geöffnetes Auge an den Mund des Verletzten bringen. Nase zuhalten und Ausatmen mit den Augennerven spüren.

C = ZIRKULATION?

- Kreislaufkontrolle durchführen:
  - Fühlen des Pulses (siehe auch Kapitel „Schutzreflexe") am Handgelenk oder
  - an der Halsschlagader.

Wird bei dieser **ABC-Massnahme** festgestellt,

- dass Atemwege frei sind,
- dass der Verletzte selbständig atmet,
- dass der Puls deutlich vorhanden ist,

sind die **KUATSU-Methoden der Ohnmacht** anzuwenden.

Methode zum Öffnen des Mundes

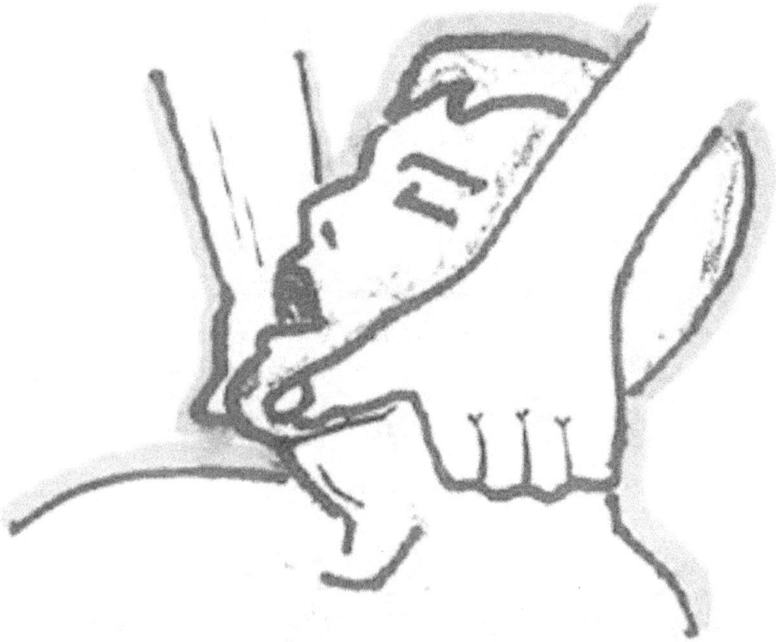

ABC-MASSNAHME-DURCHFÜHRUNG

Zu A = Die Atemwege sind nicht frei!

- Falls der Mund des Verletzten fest verschlossen ist - eventuell beisst dieser die Zähne zusammen - muss dieser mit leichter Gewalt geöffnet werden.

- Der Helfer kniet oberhalb des Kopfes des Verletzten, umfasst mit beiden Händen den Unterkiefer so, dass sich die Daumen am Kinn beinahe berühren. Während die Daumen den Unterkiefer nach unten drücken, halten die übrigen Finger um die beiden Kieferwinkel dagegen.
  Siehe dazu auch nachstehende Zeichnung!

- Sollte sich der Mund selbständig wieder schliessen wollen, drückt man mit dem Daumenballen die Wange zwischen die Zahnreihen und kann somit den Kiefer offenhalten.

- Nun ist mit dem Finger (eventuell unter Zuhilfenahme eine sauberen Stofftaschentuches) der Mundraum zu leeren - Fremdkörper, Erbrochenes oder Blut aus Mundhöhle zu entfernen,

- Danach vergewissert sich der Helfer, dass die Zunge richtig liegt, überstreckt den Hals des Verletzten etwas (Nackenrolle einlegen) und legt den Kopf seitlich verdreht ab.

Atem-Kuatsu

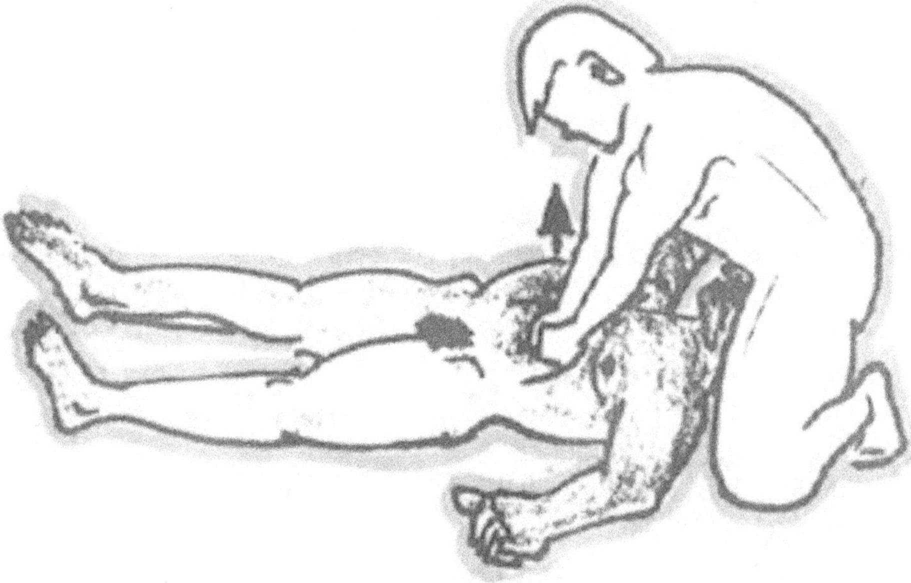

Zu B = Die Beatmung ist nötig!

- Die Atmung hat ausgesetzt - das Herz schlägt wie wild !

- Kuatsu muss sofort angewendet werden, da bei Atmungsstillstand der Austausch Sauerstoff - Kohlensäure ausfällt und dadurch Hirnschäden entstehen können.
  Das Gehirn kann normalerweise ca. 4 - 5 Minuten ohne ausreichende Sauerstoffversorgung überleben, bevor Zellen absterben und irreparable Schäden entstehen. Diese Zeit kann aber auch beträchtlich kürzer sein (evtl. nur noch bis zu 30 Sekunden), wenn der Patient zum Zeitpunkt des Unfalls gerade „außer Atem" war.

Behandlung mit ATEM-KUATSU :

- Der Helfer kniet über dem Kopf des Verletzten und ergreift die untersten Rippenbögen mit den Fingern.
- Durch ruckartiges Hochreißen (senkrecht nach oben) des Brustkorbes wird der Muskelhautnerv des Zwerchfells gereizt.
- Nach dem Auslassen fällt der Brustkorb des Bewusstlosen wieder in sich zusammen.
- Erneut den Griff ansetzen und diese Technik wiederholen - bis zu 5x (Gesamtzeit ca. 1 Minute).
- Sollte wider Erwarten diese Methode erfolglos bleiben ist mit der Atemspende (künstliche Beatmung über Mund-zu-Mund oder Mund-zu-Nase) zu beginnen.

Zu C = Es ist keine Zirkulation gegeben!

- Sofort mit der äußeren Herzmassage beginnen (siehe Kapitel „Herz")
- Sofort durch eine dritte oder vierte Person den Notarzt rufen lassen

KEHLKOPF-KUATSU

Durch einen Sturz, einen unvorsichtigen Schlag, oder durch unkontrolliertes Würgen kann der Kehlkopf eingedrückt werden.

Erläuterung Kehlkopf (Larynx) :

Der Kehlkopf findet sich im vorderen Halsbereich - unter dem sog. Adamsapfel. Es ist dies ein komplizierter Verschlussmechanismus an der oberen Luftröhre mit stimmbildender Funktion.

Erläuterung „Kehlkopf eingedrückt" :

Da der Kehlkopf aus Knorpelmaterial besteht verhält sich ein eingedrückter Knorpel ähnlich einem Kunststoffrohr, das erst eingedrückt seine eigene Form wiederfindet, wenn man die eingedrückte Form durch einen eigenen Druck wieder verändert.
Einzelne Knorpelplatten verschieben sich untereinander und drücken nach innen. Die Luftzufuhr ist möglicherweise (muss nicht sein) gänzlich unterbrochen.

Behandlung Kehlkopf-Kuatsu, Methode 1 :

- Der Helfer muss sofort aktiv werden, da in kürzester Zeit die Bewusstlosigkeit eintritt.

- Der Verletzte wird in aufrechtstehende oder -sitzende Position gebracht,
Bei Atemnot ist der Patient in Panik und muss eventuell von mehreren Helfern kräftig festgehalten werden.

- die linke Hand des Helfers, der vor ihm steht, stützt den Nacken des Patienten und

- die rechte Hand schlägt zweimal kräftig auf die Schädeldecke des Verletzten.
  Dadurch wird die Wirbelsäule, der gesamte Halsbereich, gestaucht und die eingedrückte Stelle springt in ihre ursprüngliche Form zurück. Wenn nicht sofort, so kann mit der Hand, die einen seitlichen Druck auf die verletzte Stelle ausübt, nachgeholfen werden.

Behandlung Kehlkopf-Kuatsu, Methode 2 :

- Die gut sichtbare Deformierung des Kehlkopfes wird vom Helfer ergriffen,

- .z. an der breitesten Stelle der Deformierung.
  (Da meist der Schlag vor vorne kam, ist also von vorne eine Delle, eine Einbuchtung zu erkennen und genau in dieser Höhe wurde der Kehlkopf in die Breite gedrückt. Diese breiteste Stelle wird evtl. mit beiden Händen fixiert.)

- Wie bei einem Plastikrohr wird nun mit einer kontrollierten ruckartigen Bewegung versucht, die eingedrückte Stelle wieder herausspringen zu lassen.

- Sollte dies nicht erfolgreich sein, muss vermutlich ein Luftröhrenschnitt unterhalb der Deformierung durchgeführt werden, damit der Patient nicht erstickt. Schnellstens den Notarzt verständigen!

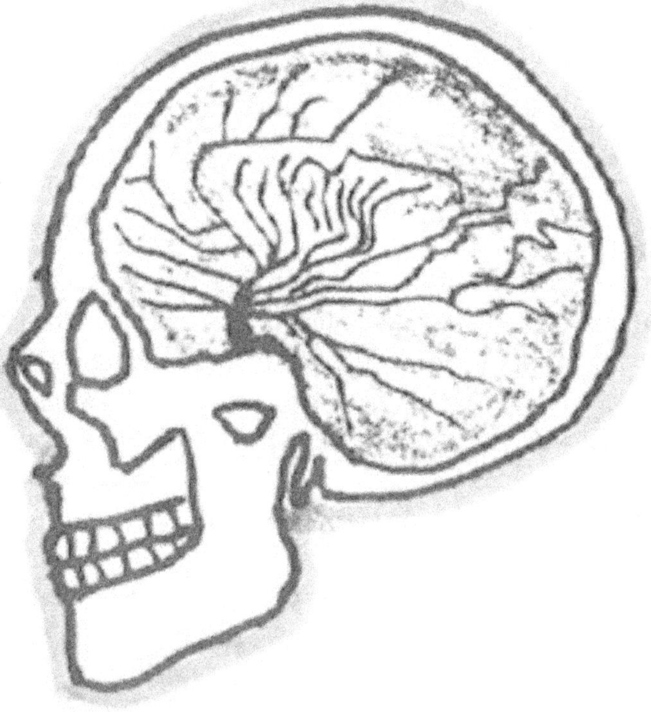

DER KOPF - K.O.

Vor allem der Trainer muss wissen, was beim Kopf-K.O. eigentlich passiert. Erst dann bringt er die nötige Kraft und Verantwortung auf, die richtige Entscheidung für seinen Schützling zu treffen, wenn dieser K.O. (engl.: knockout) gegangen ist.

Erläuterung „Kopf-K.O.":

„Durch einen Schlag gegen den Kopf wird der Schädel plötzlich in eine Richtung beschleunigt. Mit ihm auch das Gehirn, das aus sogenannter grauer und weißer Substanz besteht. Diese Substanzen sind in ihrer Festigkeit verschieden, unterscheiden sich in Dichte und spezifischem Gewicht. Sekundenbruchteile nach dem Schlag wird also auch das Gehirn beschleunigt. Die beiden unterschiedlichen Gehirnsubstanzen erfahren nun auch eine unterschiedliche Beschleunigung. Dadurch entstehen sog. Scherkräfte zwischen der grauen und weißen Substanz. Mit dem Resultat, dass einige Nervenzellen geschädigt werden, einige sogar absterben."

Literaturhinweis: Verletzungen im Kampfsport von Greg McLatchie

ACHTUNG:

„Nach jedem Kopf-K.O. sind einige Hundert bis Tausend Gehirnzellen abgestorben!"

Das heisst also, daß jeder K.O.-Schlag mit einer Gehirnschädigung verbunden ist. Jeder noch so kleine K.O. muss daher sehr ernst genommen werden. Gerade diese Erkenntnis veranlasste die Funktionäre im Amateurboxbereich dazu, die Kämpfe auf nur mehr drei Runden zu beschränken. In der „Queensberry-Regel von 1866" war ein Rundenlimit noch nicht vorgeschrieben. Erst im Laufe der Jahre und durch die Erkenntnisse der modernen Medizin wurden die Amateurboxer weitgehends geschützt.

Es steht also fest, dass Hirnschäden durch das Anprallen des Gehirns innerhalb des Schädels gegen die Schädelwände entstehen können. Bei einem Schlag auf die Stirn nicht nur an dieser Stelle, sondern auch im Hinterkopf, u.z. durch den sogenannten Rückschlag (sog. Contrecoup-Verletzung), wenn das Hirn von der Stirn kommend, im Hinterkopf anschlägt. Je nach Stärke der Schlageinwirkung ist der Kämpfer für Sekunden oder Stunden bewußtlos.

Selbst wenn der Kämpfer nach Sekunden wieder aufsteht und scheinbares Wohlbefinden demonstriert, kann eine ernsthafte Verletzung nicht ausgeschlossen werden.
Dazu zählt u.a. auch das Blutgerinnsel im Kopf.

Das Blutgerinnsel

Bei einem starken Schlag gegen den Schädel kann es zum Zerreissen einer Arterie auf der Gehirnoberfläche gekommen sein. Diese Blutung bewirkt nun einen Bluterguss (siehe Zeichnung und Demo-Tafel!) der zwar nicht sichtbar wird, aber sich zwischen Hirnoberfläche und Schädelknochen ausdehnt und dadurch das Gehirn unter Druck setzt. Eine neue Bewußtlosigkeit droht, die meist sehr tief wird - bis zum Koma führen kann - und den Schwund der Schutzreflexe auslöst.
Siehe nachstehend Kapitel „Schutzreflexe"

Nicht sichtbare Schädelverletzungen können auch kleinste Knochenrisse in der Schädelstruktur sein.
Diese können die Hirnhaut veletzen und das kann wiederum zum Blutgerinnsel führen. Desweiteren können diese Risse auch Gehirnhautentzündung (Meningitis) auslösen.

K U A T S U bei Kopf-K.O.

Behandlung:

- Sofort prüfen des Pulses! Fehlender Puls zeigt einen Herzstillstand an.

- Prüfung der Pupillenreaktion. Mit der nötigen Erfahrung stellt man damit die Tiefe der Bewußtlosigkeit fest.

Siehe nachstehend Kapitel „Schutzreflexe" und „Pupillenreaktion"

- Der Verunglückte muss unbedingt liegen. Er sollte an Ort und Stelle hingelegt (möglichst stabile Seitenlage) und warm gehalten werden, bis der Arzt eintrifft.

- Eine blutende Wunde ist zu bedecken, evt. mit vorschriftsmäßigem Kopfverband oder mit Mullbinden und Dreieckstuch.

- Bei sofort erkennbarer Schädel- oder Hirnverletzung ist NOTRUF unbedingt erforderlich! Dies ist auch erforderlich, sollte eine klare Flüssigkeit (Liquor genannt) oder Blut aus Nase oder Ohr austreten. Lebensgefahr!

GEHIRNERSCHÜTTERUNG

Die sichersten Hinweise für eine GEHIRNERSCHÜTTERUNG sind:

- starke Benommenheit,
- Kopfschmerzen,
- kurzdauernde Bewusstlosigkeit,
- weite reaktionsschwache Pupillen,
- die sogenannte Erinnerungslücke,
- und eine Übelkeit, die bis zum Erbrechen führen kann.

Behandlung :

Der Helfer
- unterbindet sofort jede weitere Aktivität,
- achtet auf eine regelmäßige Atmung,
- lagert den Verletzten mit leicht erhöhtem Oberkörper,
- sorgt für Bequemlichkeit, Wärme, Frischluft und Ruhe,
- verhindert die Einnahme von Medikamenten (außer evtl. eine Kopfschmerztablette - muß der Arzt dann erfahren!)
- verhindert Essen und Trinken bis der Arzt eintrifft.

Wenn man nach Ansicht mancher Ärzte auch nicht mehr das Wort GEHIRNERSCHÜTTERUNG verwenden sollte, so handelt es sich dabei doch um eine Hirnschädigung, deren Folgen oft erst nach Wochen völlig beseitigt sind.

Bei Untersuchung im Krankenhaus mit dem Verdacht auf Gehirnerschütterung wird meist eine 24-stündige stationäre Beobachtung verordnet.

TRAININGSPAUSE UND ÄRZTLICHE UNTERSUCHUNG

Wenn der Kämpfer - auch nach einem sehr kurzen K.O. - wieder auf die Beine kommt und seinen Kampf sogar noch fortsetzen kann (der verantwortungsvolle Coach sollte allerdings nach jeder Art von K.O. auf eine Weiterführung des Kampfes verzichten), ist er trotzdem sehr sorgfältig zu beobachten und für kurze Zeit vom Training fernzuhalten.

Kampfregeln schreiben meist eine Sport- oder Wettkampfpause (im Boxen/Kickboxen sind dies vier Wochen) vor - und dies nicht nur aus Spaß.

In dieser Zeit sollte sich der Aktive auch ärztlich untersuchen lassen, falls

- Gedächtnisschwund auftritt,

- Benommenheit oder Verwirrtheit entsteht,

- Pupillenschwäche vorhanden ist (z.B. Zusammenziehen der Pupille verzögert),

- Schwächen oder Lähmungen an Armen oder Beinen auftreten und

- Kopfschmerzen oder Übelkeit vorherrscht (Übelkeit = erstes Erkennungszeichen für vorangegangenen K.O., bzw. eine Gehirnerschütterung).

DER WÜRGER-K.O.

Unkontrollierte Kinderspiele, unachtsames Hantieren mit Seilen, gezielte Würgegriffe im Judo u.Ä. kann zu einem Black-Out, zu einem sogenannten Würger-K.O. führen.

Erläuterung „Würger-K.O." :
„Durch äußere Einwirkung ist der Rhythmus und die Tiefe des Atmens beeinträchtigt. Der Transfer von Sauerstoff aus der Lunge ins Blut ist gestört. Trotz größter Anstrengung bekommt der Patient nicht mehr genug Luft, bis es sogar zum Atemstillstand kommt. Die Folge des Atemstillstands ist ein Sauerstoffmangel in den Geweben (Anoxie). Binnen weniger Minuten führt der Atemstillstand zum Herzstillstand, so zur Gehirnschädigung, zum Koma und letztlich zum Tod".

Die sofortige Aller-Erste Hilfe (OHRFEIGEN-KUATSU):

Solange der Betroffene noch nicht bewusstlos ist, sich also nur wie ein Betrunkener verhält - er ist benommen und hat die Realität verloren - wird mit einer Ohrfeige gearbeitet.
Die unverhoffte Ohrfeige kommt blitzschnell und ohne Vorwarnung, „schockt" so den Patienten und bringt ihn meist sofort wieder in die Realität zurück.

Beim „Würgen" am Hals unterscheidet man grundsätzlich

den **BLUTWÜRGER** und

den **LUFTWÜRGER.**

Durch beide Arten kann der Patient das Bewusstsein verlieren. Voraussetzung zur Hilfe ist in jedem Fall, daß der Zustand der Blut- bzw. Luftzufuhr-Unterbrechung beendet ist.

Erläuterung „Blutwürger":

„ Durch Absperrung des Blutflusses fliesst das Blut nicht mehr durch die Drosseladern zum Gehirn. Fachleute sprechen vom Zustand der „Anorexie" und der Betroffene verliert - oft nur für einige Sekunden (wenn der Würger endet) - das Bewusstsein. Diese Art des „Strangulierens" ist sehr gefährlich, denn durch den erhöhten Blutdruck kann es im Gehirn zu Verletzungen kommen".

Anzeichen beim BLUTWÜRGER :

- der Betroffene wird bleich,
- er bekommt einen leeren Blick,
- vor der Ohnmacht hat der Betroffene Sprach- und Gleichgewichtsprobleme.
- Nach Eintritt in die Bewusstlosigkeit fehlen die Muskelreflexe gänzlich.

KUATSU bei BLUTWÜRGER :

Methode A: Das „2-Finger-KUATSU" auf den inneren Fusssohlennerv reicht meist schon aus.

Methode B: Der Patient wird aufgesetzt, sodass der Kopf nach vorne fällt und der 7. Halswirbel deutlich hervortritt. Nun klopft der Helfer mit dem Handballen (jap. Shotei) sanft auf diese Halswirbelgegend. Dies etwas 1x pro Sekunde und nur 10 - 15 x. Dies reguliert die Blutzufuhr wieder und danach wird die behandelte Stelle kreisförmig von oben nach unten massiert.

Sasoi-Kuatsu

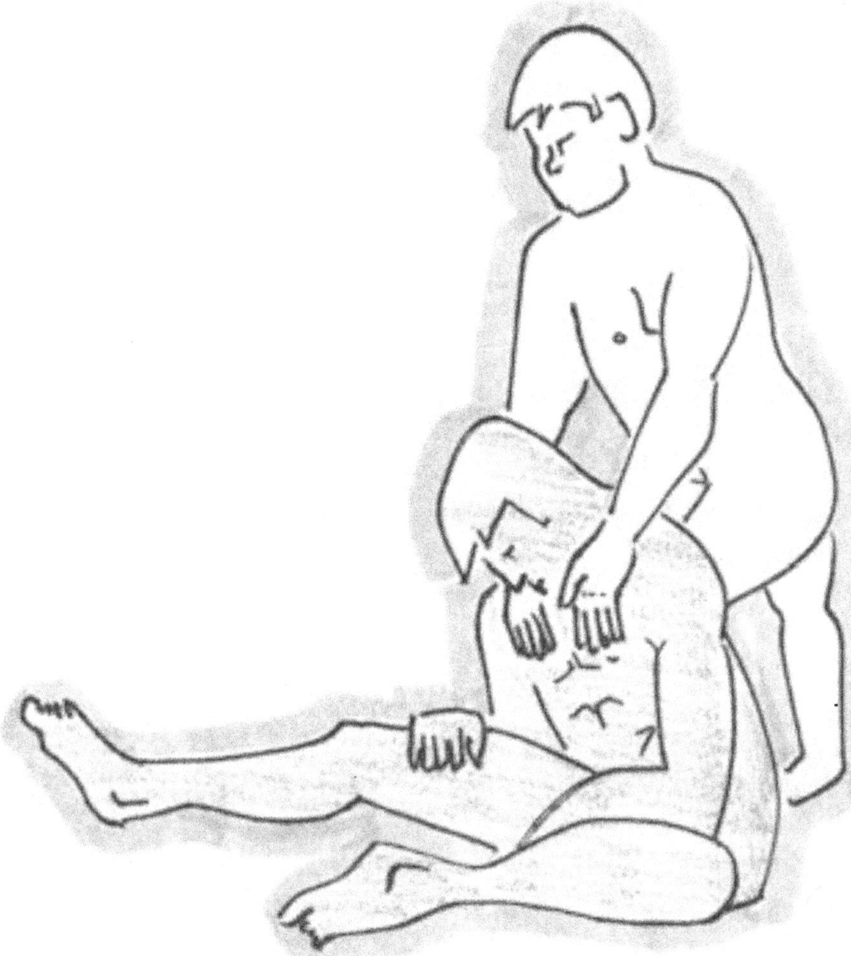

Erläuterung „LUFTWÜRGER:" (Siehe Erläuterung Würger-K.O)

Anzeichen beim „LUFTWÜRGER":

- der Gewürgte röchelt für einige Momente,
- der Betroffene wird blaurot,
- er zeigt starke Reflexe an den Gliedmassen und ein deutliches Zittern der Bauchmuskulatur.

KUATSU bei LUFTWÜRGER :

A - der Patient atmet selbständig :

- Der Verletzte wird über den JINCHU-PUNKT aus seiner kurzfristigen Ohnmacht geholt.

B - Der Patient atmet nicht mehr :

Anwendung der induktiven Methode, mit
SASOI - KATSU:

- Der Bewusstlose wird breitbeinig aufgesetzt und durch den Helfer von hinten mit dem Knie gestützt. Die Hände des Verletzten liegen zwischen den Beinen und der Kopf ist nach vorne auf die Brust gesunken.
- Der Helfer beugt sich vorne über und saugt seine Handflächen auf der unteren - entblössten - Brust fest (Handmitte = Brustwarze).

- Nun zieht der Helfer über das vorgestreckte Knie den Brustkorb des Verletzten durch eine hochgleitende Bewegung seiner beiden Hände in Richtung Schultern zurück. (Dadurch wird ein künstliches Einatmen veranlasst!)

- Nachdem der Brustkorb so weit angehoben wurde, dass der Kopf des Verletzten bis in den Nacken fiel, wird die gegenteilige Bewegung - also das Einsinken des Brustkorbes nach vorne - wieder veranlasst. Der Helfer stösst dazu seine Hände ruckartig nach unten und drückt damit die eingeströmte Luft wieder hinaus.
  (Dadurch wird ein künstliches Ausatmen veranlasst.)

- Im Rhythmus der eigenen Atmung (10 - 15 x in der Minute) wird dieses zwangsweise Ein- und Ausatmen mit dem Verletzten praktiziert, bis dieser wieder zu Bewusstsein kommt.
  Meist sind nur wenige Wiederholungen nötig!

DIE ATEMSPENDE

Es wird unterschieden zwischen

- er **ATEM-NOT** (z.B. übermässige körperliche Anstrengung, Störung der Luftzufuhr von außen (Würger) oder von Innen (Fremdkörper im Hals),

- des **plötzlichen ATEM-STILLSTANDS** (z.B. aktiver Würgezustand, Sturz auf den Rücken, übermässige Belastung auf dem Oberkörper),

- und des **ATEM-STILLSTANDES bei Bewusstlosigkeit** (z.B. nach Ertrinken, nach Kopf-K.O. u.a.).

Die Kuatsu-Methoden der ATEM-HILFE wurden vorstehend erläutert (siehe Kapitel Ohnmacht-KO-etc.) und reichen von

- der Ohrfeige über

- die Muskelhautnerv-Technik (siehe: Bewusstlosigkeit),

- des „2-Finger-Kuatsu" (siehe: Blutwürger),

- des „Shotei-Katsu" (siehe: Blutwürger),

- des „Sasoi-Katsu" (siehe: Würger-K.O.) bis zum

- „Jinchu-Punkt-Kuatsu" (siehe: Luftwürger).

Alle diese Kuatsu-Hilfen sind sofort und unmittelbar nach Eintritt der Verletzung anzuwenden.

Kommt der Helfer erst später zum Verletzten oder hat die gewählte Kuatsu-Technik nicht zum Erfolg geführt, ist mit der traditionellen ATEM-SPENDE zu beginnen, der

Mund - zu - Mund - Beatmung oder auch

Mund - zu - Nase - Beatmung genannt.

Mund- zu Nase-Beatmung

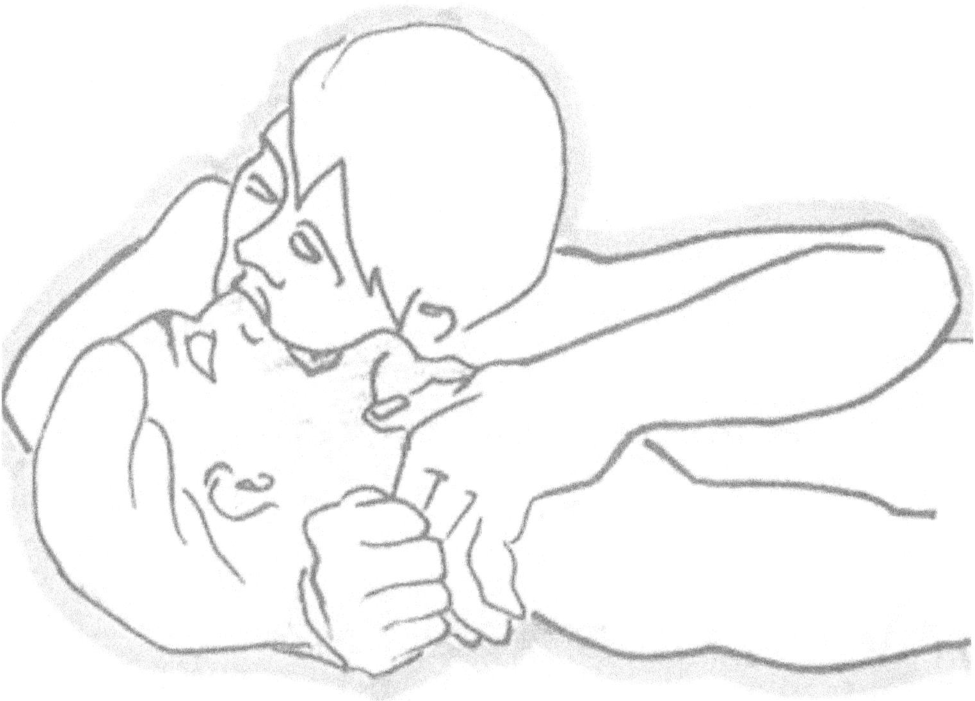

1. Die MUND - zu - NASE - Beatmung :

Erläuterung :

„Mit jedem Einatmen nimmt der Körper etwa 21% Sauerstoff auf. Beim Ausatmen befinden sich noch etwa 17% unverbrauchter Sauerstoff in der Atemluft. Es verbleiben also lediglich 4% Sauerstoff im Körper.
Der Verletzte bekommt also bei der Atemspende mit 17% Sauerstoff mehr als er selbst braucht"

Voraussetzungen :

- Die ABC-Massnahmen wurden bereits durchgeführt (das Herz schlägt!),
- der Patient liegt auf dem Rücken,
- der Helfer kniet seitlich neben seinem Kopf,
- der Hals ist überstreckt, die Atemwege sind frei,
- der Mund des Verletzten wird mit der Hand verschlossen und
- mit weit geöffnetem Mund geht der Helfer über das Gesicht des Verletzten.

Ausführung :

- Der Helfer setzt seine Lippen rund um die Nase des Patienten und presst seinen Atem in die Lunge des Atemnehmers,

- um selbst einzuatmen, dreht der Helfer seinen Kopf in Richtung Brust des Verletzten:

● er sieht so das Senken des Brustkorbes, wenn die gespendete Luft den Körper des Atemnehmers wieder verlässt und
● er atmet dadurch unverbrauchte Luft - nicht seine eigene ausgestossene Luft - für die nächste Atemspende wieder ein.

- Wenn der Brustkorb wieder vollkommen herabgesunken ist, wird erneut eingeblasen.

- Etwa 15x in der Minute (also alle 4-5 Sekunden) soll Atem gespendet werden.

Mund- zu Mund-Beatmung

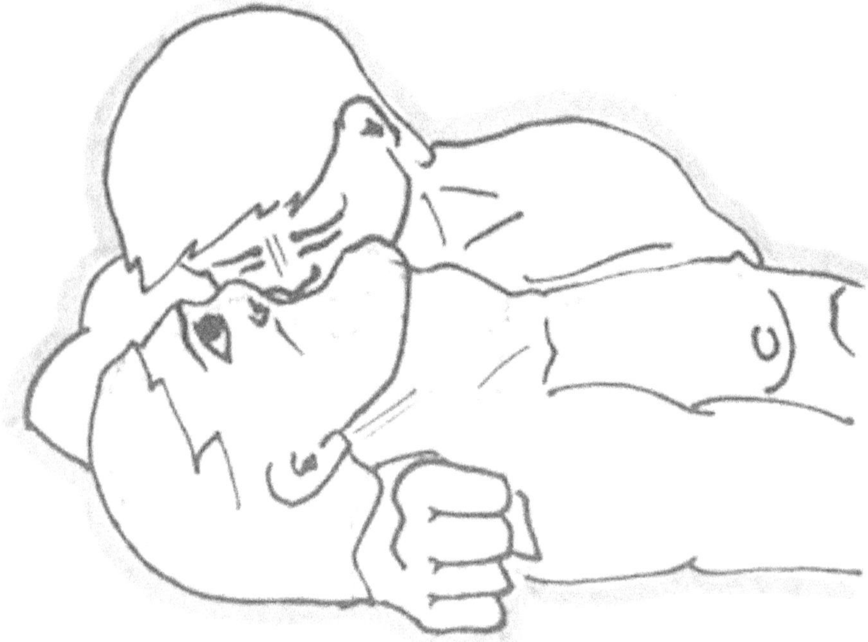

2. Die MUND - zu - MUND - Beatmung :

Ist eine MUND - zu - NASE - Beatmung nicht möglich (z.B. nach einem Autounfall, wo der Patient an der Nase verletzt wurde), ist diese Technik anzuwenden.
Als Hilfsgerät sollte hier der „TUBUS" verwendet werden, wenn er in Reichweite liegt. Aber nicht zu lange nach diesem suchen - Sekunden können entscheidend sein!

Ausführung :

- Der Hals des Verletzten wurde nach hinten überstreckt,
- der Helfer verschliesst mit Daumen und Zeigefinger die Nase des Patienten,
- der Mund des Patienten ist geöffnet,
- nachdem der Helfer tief eingeatmet hat setzt er seinen weit geöffneten Mund fest auf den Mund des Verletzten
- und atmet kräftig aus.
- Auch hier wird der Kopf zum Wieder-Einatmen seitlich in Richtung Brustkorb des Verletzten weggedreht, um
- das Ausströmen der Spenderluft beobachten zu können.
- Dann wird weiter so verfahren, wie unter 1. ausgeführt.

Eine erfolgreiche Atemspende zeigt sich ...

meist durch Schluckbewegungen, mit denen sich der Bewusstlose aus dem Reich der Träume zurückmeldet.
Bei den ersten Anzeichen einer Eigen-Atmung des Verletzten ist abzuwarten, ob sich der Zustand des Verletzten stabilisiert. Sollte die
Eigen-Atmung unregelmäßig oder zu schwach sein, muss die Atemspende fortgesetzt werden, bis der Arzt eintrifft.

Nach erfolgreichem Abschluss der Atemspende ist der Atemnehmer wie ein Kreislaufpatient zu behandeln.
Der Arzt ist unbedingt aufzusuchen!

NACHBEHANDLUNG

Die Nachbehandlung aller Ohnmachts- oder Bewusstlosigkeitszustände ist genauso wichtig, wie die „Erste Hilfe" beim Eintreten derselben.

Ob Angriffe zum Kopf, der Sturz oder Fall aus großer Höhe, der Tritt in den Unterleib oder ein Würgegriff zur Ohnmacht oder Bewusstlosigkeit geführt haben ist sekundär. Jede Unterbrechung der Blut- oder Sauerstoffversorgung des Gehirns kann eine Bewusstseinsstörung auslösen und jede Anomalie kann letztendlich zum Tode führen.

Das Frage- und Antwortspiel

Um einen Gedächtnisverlust festzustellen (auch das ist eine Gehirnschädigung) ist folgendes Frage- und Antwortspiel mit dem Verletzten nach der Wiederbelebung durchzuführen:

- „Wer bist Du? Sag' Deinen Namen!

- Wo bist Du jetzt gerade?

- Welchen Tag haben wir heute?

- Was ist Dir passiert"?

Falls auch nur eine dieser Fragen nicht oder falsch beantwortet wird, also ein Gedächtnisverlust besteht, muss mit einer Gehirnschädigung gerechnet werden.

Der Helfer verhält sich daher wie folgt:

- Die Sport- oder Trainingstätigkeit wird abgebrochen,

- eine Sport- bzw. Trainingspause von mindestens vier Wochen wird angeordnet und

- der Patient wird schnellstmöglich unter ärztliche Aufsicht gestellt.

Eine Beobachtung im Krankenhaus von mindestens 24 Stunden wird generell bei jeder Gehirnerschütterung - oder auch nur dem Verdacht darauf - angeordnet!

Auge

AUGEN - VERLETZUNGEN

A. Fremdkörper im Auge

Erläuterung :

Staubpartikel gelten als die häufigsten Fremdkörper im Auge. Im Sport sind es auch oft hochgeschleuderte Dreckteilchen, feine Plastik- oder Holzsplitter und nicht nur am Arbeitsplatz kann auch ein Metallsplitter als Fremdkörper im Auge sein - ohne selbst in den Augapfel einzudringen.
Gerade am Arbeitsplatz sind heisse Metallsplitter, die durch Schleifen, Sägen, Schweissen o.ä. ins Auge eindringen, der Grund für eine Augenoperation.

Symptome:

Der Fremdkörper reizt das Auge und verursacht Schmerzen, Rötung, einen gesteigerten Tränenfluss und meist auch unkontrollierbares Augenblinzeln und -kneifen.

Behandlung bei Fremdkörper :

- Der Verletzte ist ans Licht zu bringen, damit der Helfer den Fremdkörper entdecken kann.

- Bis dahin ist der Verletzte davon abzuhalten, das Auge zu reiben, da dies u.U. eine Verschlechterung bewirken kann.

- Der Betroffene ist anzuweisen, dreimal schnell hintereinander die Lider zu schliessen. Dadurch kann der Fremdkörper in den unteren Augenbereich kommen.

- Ist der Fremdkörper noch unter dem Oberlid, wird erst einmal wie folgt verfahren:

- das Oberlid wird über das Unterlid herabgezogen,
- die Wimpern des Unterlids streifen so vielleicht den Fremdkörper unter dem Oberlid heraus.

- Ist der Fremdkörper immer noch oben, geht es wie folgt weiter:
  - der Betroffene öffnet so weit als möglich das Auge,
  - der Helfer unterstützt dies vorsichtig mit den Fingern,
  - der Betroffene wird angewiesen, nach oben und unten, nach rechts und links zu blicken. So kann das fremde Objekt entdeckt werden.

- Mit einem sterilen Baumwolltupfer, dem Rand eines sauberen Stofftaschentuches oder mit etwas Ähnlichem kann nun der Fremdkörper entfernt werden.

- Danach ist mit einer vorübergehenden Lichtempfindlichkeit des Auges zu rechnen. Dem kann man gerecht werden, wenn man den Patienten in den Schatten verbringt oder das Auge abdeckt (Augenklappe, Handtuch usw.).

- Falls Nichts zu entdecken ist, oder der erkannte Fremdkörper sich nicht bewegen lässt (er hat sich vielleicht ins Auge gebohrt) muss das Auge abgepolstert und der Verletzte ins Krankenhaus transportiert - werden.
  Dort kann unter dem Mikroskop der Fremdkörper entfernt oder mit einer sterilen Kochsalzlösung das Auge gespült werden.

Behandlung durch Augenspülung :

- Der Verletzte liegt auf dem Boden, wobei der Kopf zur Seite des verletzten Auges gedreht wird.

- Der Helfer giesst aus ca. 10 cm Wasser in den inneren Augenwinkel, sodass es über das Auge zum äusseren Augenwinkel abfliesst.

B. Schlag- oder Druckverletzung am Auge

Erläuterung :

Durch Schläge, Kicks, Treffer mit einem Ball oder Stock können stumpfe Verletzungen des Augapfels eintreten. Aber auch Risse in der Iris oder der Lederhaut des Auges können zur einem Kollaps des Augapfels und eventuell zur Erblindung führen.

Behandlung :

- Der Verletzte ist davon abzuhalten, am Auge zu reiben.
- Eine Schwellung des Gewebes rund ums Auge ist meist unmittelbar nach dem Unfall feststellbar.
- Ein sauberes Taschentuch, Handtuch o.Ä. wird in kaltes Wasser getaucht und dient zur angenehmen Kühlung des verletzten Auges.
- Medizinische Eisbeutel oder anderes Eis sind nicht direkt aufs Auge zu bringen, sondern vorher in ein Tuch zu wickeln.
- Der Lichtempfindlichkeit wird durch das Tragen einer Augenklappe oder durch vorübergehendes Abdecken mit Tuch Rechnung getragen.
- Ein Arzt ist aufzusuchen, damit eine genaue Diagnose gestellt werden kann.

DAS KUATSU-BUCH - 7. Kapitel

Offene Wunden

OFFENE WUNDEN

Die „kleine Pflasterarbeit" gehört zu den Aufgaben des Betreuers (siehe Kapitel Trainerhilfe).

Nachstehend wird detailiert die Versorgung offener Wunden erläutert. Die dazu nötigen Utensilien, wie Verbandszeug und „Merfen" sollten in jeder Haus- oder Autoapotheke vorhanden sein.

Behandlung :

- die Wunde ist von Kleidungsstücken zu befreien,
- Fremdkörper sind mit einer Pinzette zu entfernen,
- Mit „Merfen" (schmerzfreies Desinfektionsmittel) die Wunde bepinseln,
- sterile Wundauflage zum Abdecken der Verletzung verwenden,
- eventuell mit Mullbinden die Wundauflage fixieren oder
- mit Pflaster die Wunde versorgen.

Stark blutende Wunden sind eventuell durch Abbinden (siehe Druckverband) der betroffenen Extremität zum Stillstand zu bringen. Eine ärztliche Nachversorgung ist unbedingt erforderlich.

Achtung Infektion !

Wird eine frische Wunde nicht sofort bedeckt und verbunden, können Keime in sie eindringen, d.h. sie infizieren.

Infektion =
Weisse Blutkörperchen haben die Aufgabe, gegen die eingedrungenen Keime vorzugehen. Je größer die Wunde oder je größer die Infektion, desto mehr dieser Blutkörperchen sind nötig. Viele Blutkörperchen gehen während ihrer Arbeit zugrunde und die Wunde „eitert". Die weitere Folge daraus ist der Wundstarrkrampf.

Eine Wunde ist zu reinigen, sollte nicht berührt werden, ist keimfrei zu bedecken und zu verbinden. Danach kann der behandelnde Arzt richtig beurteilen und die weitere Behandlung dementsprechend ansetzen.

Achtung Wundstarrkrampf !

Infektionen können Wundstarrkrampf hervorrufen (= eine Zellgewebsentzündung, die durch Bakterien entsteht und sich innerhalb der Haut ausbreitet).

Zu erkennen :

- das Gebiet um die Wunde wird rot und schwillt innerhalb von 24 Stunden deutlich an,

- ein klopfender, langanhaltender Schmerz tritt auf, der Heilungsprozess der eigentlichen Wunde verzögert sich,

- der gesamte Wundbereich ist druckempfindlich und wird immer grösser,

- der Verletzte beginnt sich körperlich krank zu fühlen.

Ein Arzt ist unbedingt aufzusuchen !
Dieser wird **Antibiotika** verabreichen und den Patienten über längere Zeit beobachten.

Druckverband

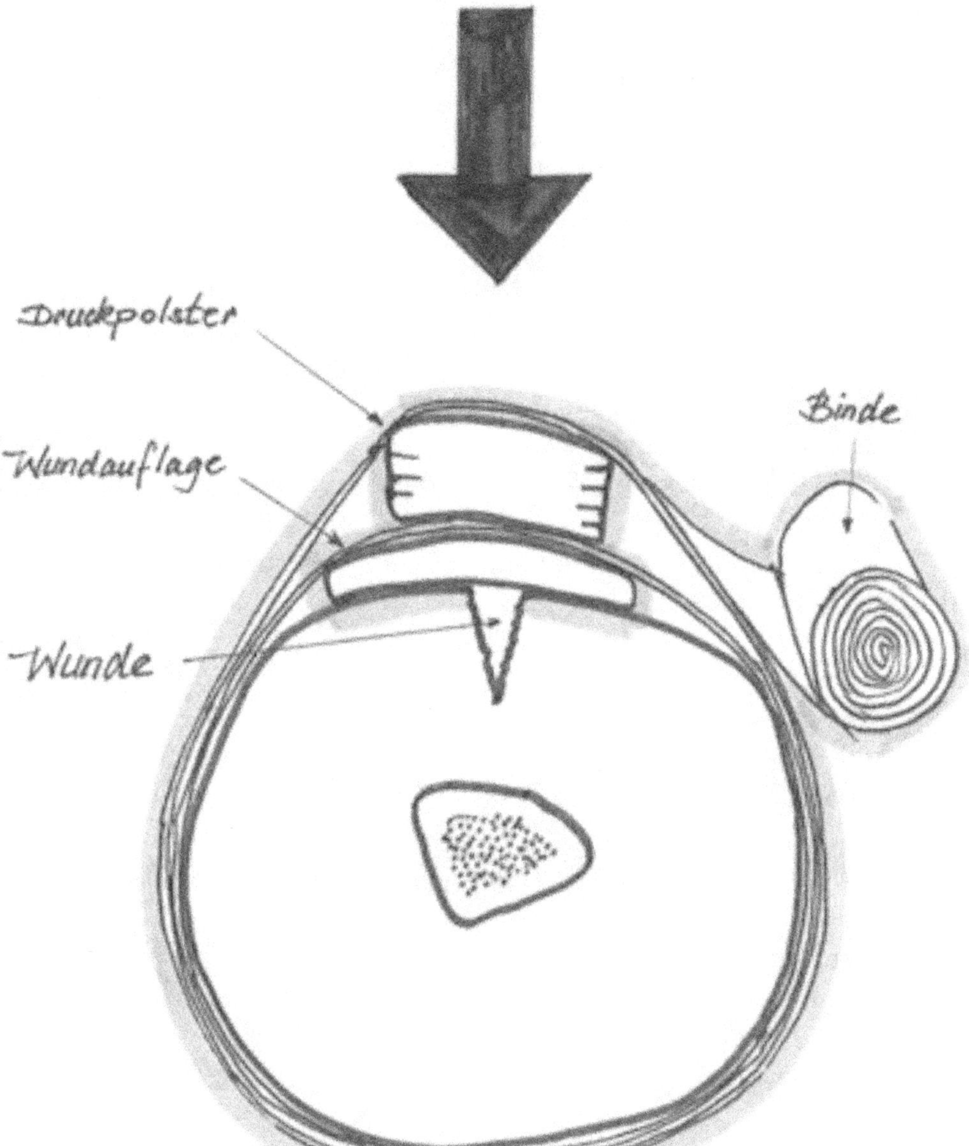

DRUCKVERBAND

Zum besseren Verständnis erläutert der Autor die Handhabung des Druckverbandes mit einem Beispiel:

Tiefe Messerwunde am Unterarm :

- den Arm (bzw. die Wunde) höher als das Herz halten,

- die zur Wunde führende Arterie mit den Fingerkuppen gegen den darunterliegenden Knochen abdrücken.
  So wird die Blutung zum Stillstand gebracht ! Während des Abdrückens kann der Helfer den Druckverband anlegen.

- Verbandspäckchen öffnen, die Wundauflage auf die Wunde legen und mit zwei bis drei Bindengängen fixieren,

- in zweites - geschlossenes - Verbandspäckchen auf den Wundbereich legen und mit weiteren Bindengängen am Arm fixieren.
  Die Bindengänge müssen sich decken - so erfolgt der erforderliche Druck auf die verletzte Stelle.

- Der Verband ist mit einem Knoten abzuschließen oder zu verkleben.

- Den Arm weiterhin hochlagern.

- Schnellstmöglichst den Arzt aufsuchen!

Erläuterung Abdrücken / Abbinden / Abschnüren :

Im äussersten Notfall - wenn (noch) kein Druckverband angelegt werden konnte - darf (vorübergehend) abgebunden werden. Dazu aber keine Schnur, Draht oder Ähnliches verwenden, da einschneidendes Material gefährliche Dauerschäden (Nervenlähmungen) hervorrufen kann.

Das auf 5cm zusammengelegte Dreieckstuch eignet sich bestens. Es wird schlingenförmig um den Oberarm gelegt (nicht in der Nähe eines Gelenks) und die beiden Enden werden durch die Schlinge geführt. Diese beiden Enden nun mit Kraft auseinanderziehen und verknoten. Bevor die Hand „abstirbt" muss die Abbindung einen Moment gelockert werden.

Notizen

Wirbelsäule

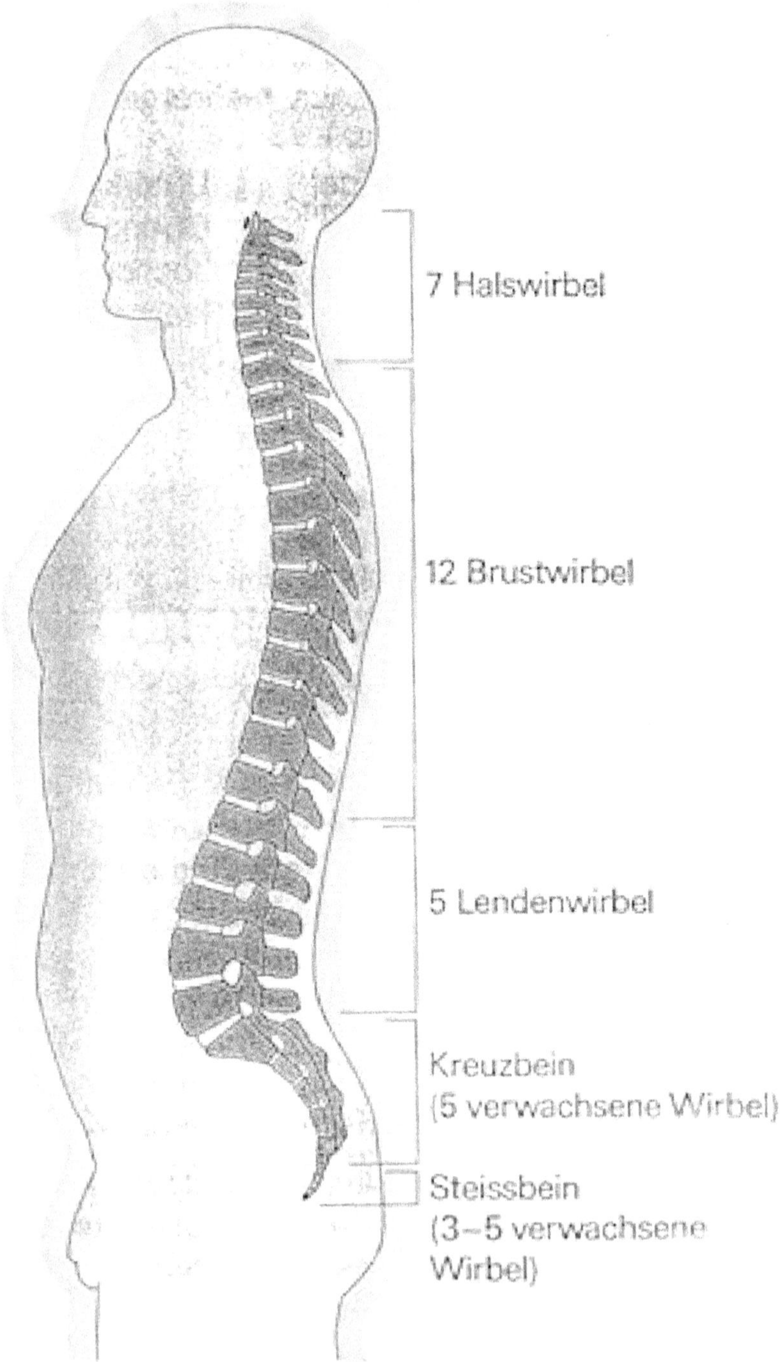
7 Halswirbel
12 Brustwirbel
5 Lendenwirbel
Kreuzbein
(5 verwachsene Wirbel)
Steissbein
(3–5 verwachsene
Wirbel)

WIRBELSÄULE

Die Wirbelsäulenverletzung ...

... oder auch nur der Verdacht darauf veranlasst den Helfer, den Patienten in seiner augenblicklichen Lage zu belassen.

Gründe einer W. :

- das Heben schwerer Lasten,
- eine ruckartige zu starke Drehung,
- ein kräftiger Schlag auf die Wirbelsäule,
- ein Sturz aus großer Höhe,

Arten von W. :

- Bänderzerrung im Wirbelsäulenbereich,
- Muskelriss im Wirbelsäulenbereich,
- Verrenkung eines Wirbelgelenks,
- Wirbelabgleitung (Wirbelgleiten),
- Bandscheibenvorfall,
- Bänderriss (Haltebänder der Wirbel),
- Wirbelbruch

Erkennungszeichen von W. :

- der Schmerz im Rücken,

- der Schmerz im Halsbereich, auch wenn Arme und Beine frei bewegt werden können,

- ein Hitzeempfinden an der verletzten Stelle,

- ein Kribbeln oder ein stechendes Gefühl in den Armen,

- das Gefühl, als ob Arme und Beine „eingeschlafen" sind,

- die Gefühllosigkeit von Extremitäten oder Teilen davon (dies kann auch von außen durch Zwicken festgestellt werden),

- der Verlust der Kontrolle über Harn und Darm.

Behandlung bzw. Verhalten des Helfers :

- der Verletzte darf auf keinen Fall bewegt werden,

- den Verletzten auffordern, nacheinander jeden Arm und jedes Bein zu heben,
  Liegen vorerwähnte Empfindungsveränderungen im Bereich der Beine vor, ist eine Fraktur in der Brust- oder Lendengegend zu vermuten. Sind nur die Arme betroffen, handelt es sich wahrscheinlich um eine Verletzung der Halswirbel.

- den Verletzten auffordern, sich zu erheben.

Sollte dem zum Teil nicht nachgekommen worden sein, ist wie folgt weiter zu verfahren:

- er Verletzte wird nicht bewegt,
  Muss eine Unfallräumung durchgeführt werden, kann der Patient nur auf einer Unterlage in seiner natürlichen Haltung bewegt werden. Eine zweite Möglichkeit ist der Transport mit 6 Mann, die den Verletzten in seiner Haltung verlegen.

- der Notarzt ist ausführlich zu verständigen,
  Der Helfer schildert dem Notarzt die Situation und bisherige ausgeführte Tätigkeiten.

- der Helfer bleibt ununterbrochen beim Verletzten und sorgt für das größtmögliche Wohlempfinden,

- eine Halskrause ist anzulegen,
  Dies kann nur ein geübter Helfer oder Notarzt machen.

- ein Korsett ist anzulegen,
  Dies kann nur ein geübter Helfer oder Notarzt machen.

- eine Röntgenaufnahme ist anzufertigen.

Reflexe

REFLEXE

Man unterscheidet in Reflexen, die ein anderer Mensch auslösen kann und sogenannten Schutzreflexen, die den Mensch selbständig vor Gefahren schützen.

Schutzreflexe (der Körper reagiert automatisch) :

- der Augenreflex (Schliessreflex der Augenlider bei Fremdberührung),

- der Muskelreflex (Zucken des Muskels durch Nervenstimulation, so z.B. am Knie der „Gummihammerpunkt"),

- der Hustenreflex („nervöser Vorgang", der ein versehentliches Einatmen reguliert).

Reflexe (löst der KUATSU-Helfer aus) :

Der Pupillenreflex - die Pupillenreaktion

Das Auge reagiert beim gesunden Menschen fast ohne Reaktionszeit unmittelbar auf alle Lichtreflexe. Beim Kranken Menschen vermindert sich die Reaktionszeit und so kann der Helfer - gemessen an der Reaktionszeit - erkennen, in welchem Zustand sich der Patient befindet.

- Mit dem Daumen und Zeigefinger wird das geschlossene Auge des Bewusstlosen geöffnet,

- eine leuchtende Taschenlampe wird schnell über das geöffnete Auge geführt, sodass der Lichtstrahl kurz direkt ins Auge leuchtet. Die Schutzreflexe des Auges lassen nun erkennen:

- Die Pupille wird sofort kleiner und wieder größer
  = der Patient ist schon wieder (fast) bei Bewusstsein !

- Die Pupille reagiert träge und langsam, fast nicht mehr feststellbar
  = der Patient ist in tiefer Bewusstlosigkeit !

- Die Pupillen sind gross und lichtstarr - keine Pupillenreaktion
  = sofort den NOTRUF durchführen !

Der Augenreflex - Prüfung des Schliessreflexes

- Mit dem Daumen und Zeigefinger wird das geschlossene Auge des Bewusstlosen geöffnet,

- der Helfer berührt mit einem Wattestäbchen oder dem Zipfel eines Taschentuches die Hornhaut das Auge,

- dies löst einen sofortigen Schliessreflex der Augenlider aus.

- Fehlt dieser **CORNEALREFLEX**
  = der Patient befindet sich in tiefster Bewusstlosigkeit (Koma) !

Der Muskelreflex - die Muskelreaktion

Durch ein einfaches Kneifen oder Zwicken kann die Tiefe der Bewusstlosigkeit festgestellt werden. Dabei wird die Haut am Handrücken gezwickt. Ein zweiter Versuch kann auch an der Innenseite des Oberschenkels gestartet werden, da die Haut hier empfindlicher ist.

- Zieht der Patient die gezwickte Hand sofort weg oder schlägt mit der anderen Hand nach dem Helfer oder sagt „Au"
  = der Patient ist wieder bei Bewusstsein !

- Zieht der Patient die Hand langsam weg oder tastet langsam mit der anderen Hand nach der gezwickten Stelle
  = die Bewusstloskeit ist nicht sehr tief !

- Der Patient zeigt absolut keine Reaktion
  = die Bewusstlosigkeit ist sehr tief (Koma) !

Der Blutreflex - die Blutkreislaufprüfung

Die Reflexprüfung findet am Nagelbett des Patienten statt.

- Mit dem eigenen Daumen drückt der Helfer auf den vorderen Rand des Daumennagels des Verletzten (dadurch verfärbt sich der rosige Teil des Daumennagels weiß)

  - und wird sofort wieder rosafarben beim Loslassen
    = der Blutkreislauf funktioniert noch - Herz ist O.K. !

  - wird nur sehr langsam wieder rosig
    = der Blutkreislauf funktioniert nicht einwandfrei !

  - wird nicht rosig - bleibt weiss
    = der Blutkreislauf funktioniert nicht mehr -
    das Herz steht still !

Der Puls

In nahe unter der Haut verlaufenden Arterien (in denen Blut vom Herzen gepumpt wird), kann der Pulsschlag mühelos ertastet werden.

Ähnlich wie bei den **Reflexen** des Körpers kann hier der Zustand des Patienten diagnostiziert werden.

Bei längerer Behandlung eines Patienten - insbesondere beim Bewusstlosen - sollte im Abstand von wenigen Minuten immer wieder der Puls geprüft und notiert werden.

Pulsschlag - Pulsfrequenz :

Multipliziert man die Zahl der Pulsschläge innerhalb von 15 Sekunden mit der Zahl 4, erhält man die Pulsfrequenz einer Minute.

Pulsitensität:

Mit einem weichen - schwachen Puls zeigt sich ein geschwächtes Herz. Der Puls kann aber auch wild klopfend sein, was den später eintreffenden Arztoder Rettungsteam sehr interessiert.

Pulsprüfung am Handgelenk :

Mit den Fingerspitzen des Zeige- und Mittelfingers lässt sich der Puls von der Daumenseite des Verletzten her am berstern ertasten. Dazu sucht man eine Stelle am inneren Handgelenk - etwa drei Zentimeter vom Daumenballen entfernt.

Pulsprüfung am Hals :

Über dem Verletzten knieend und ihn dabei ins Gesicht schauend, werden die Fingerspitzen des Zeige- und Mittelfingers in der Höhe des Adamapfels an den Hals gebracht. Von vorne kommend wird der seitliche Muskelstrang etwas weggeschoben und nun in Richtung Halsmitte gedrückt.
Hier kann man den Pulsschlag deutlich spüren!

Notizen

Herz

HERZSTILLSTAND

Das Feststellen von Herzstillstand ist selbst für den Arzt schwierig.
Selbst wenn Atmung und Pulsschlag nicht festzustellen sind, ist immer noch - meist zuversichtlich - damit zu rechnen, daß eine schwache Herzfunktion vorhanden ist. Wenn in diesem Fall allein mit Atemspende gearbeitet wird, ist schon mit einer Wiederbelebung zu rechnen.

Ein Herzstillstand muss also ganz sicher feststehen, bevor mit einer Herzmassage begonnen werden darf.

Mit äusserster Genauigkeit prüft der Helfer den Herzschlag:

- Herzschlag durch Hand- und Ohrauflegen nicht mehr feststellbar

- Pulsprüfung am Handgelenk und Hals negativ

- Pupillenreaktion mit Taschenlampe am Auge erfolgt

- Blutkreislaufprüfung am Nagelbett negativ.

Diese Prüfung hat in äusserster Eile aber auch äusserst korrekt zu erfolgen. Wenn alle Symptome auf einen Herzstillstand hinweisen, ist mit der Wiederbelebung zu beginnen.

Vagus-Nerv

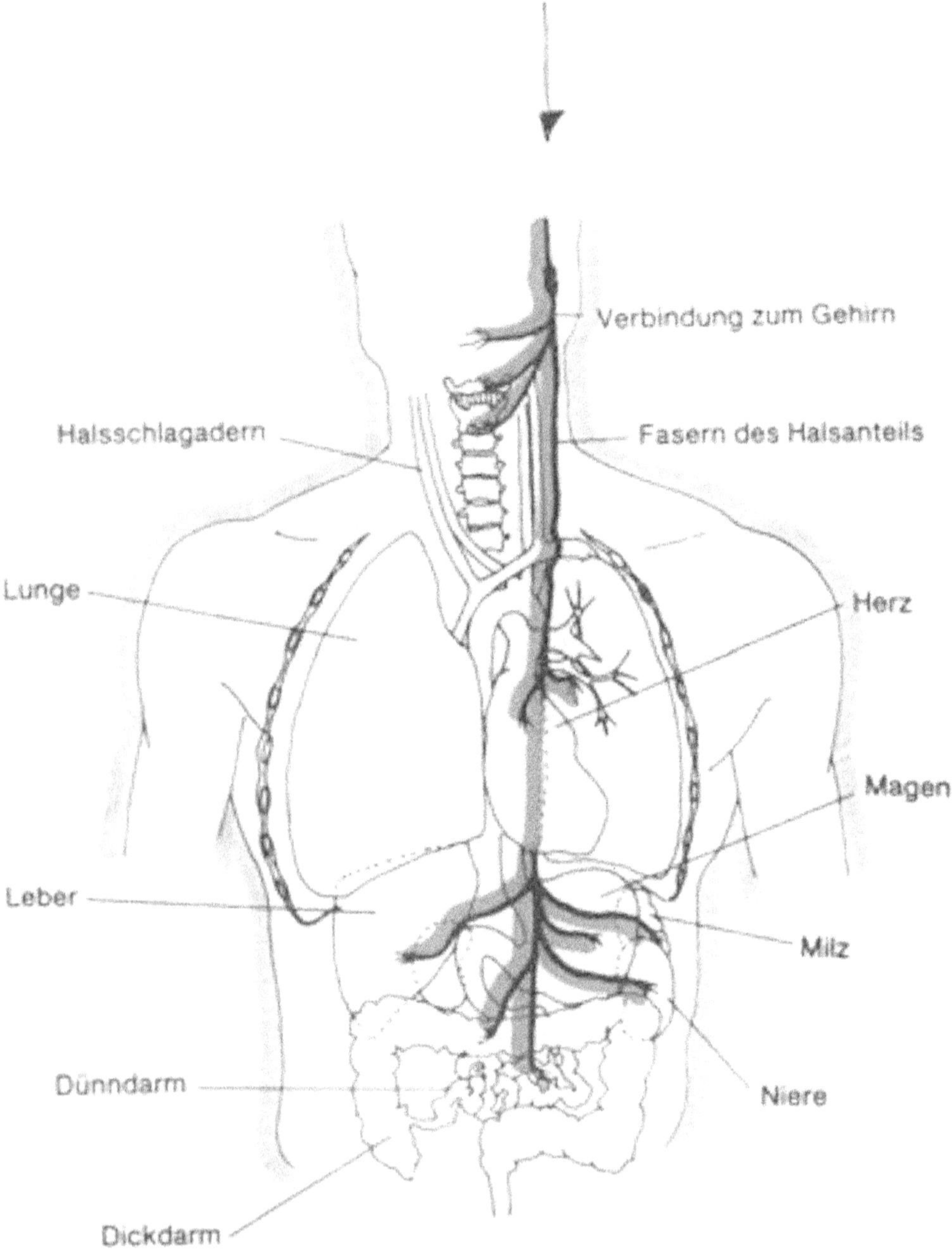

Verbindung zum Gehirn
Halsschlagadern
Fasern des Halsanteils
Lunge
Herz
Magen
Leber
Milz
Dünndarm
Niere
Dickdarm

Wodurch Herzstillstand ?

Die häufigste Ursache für den Herzstillstand im Sport dürfte auf den

Vagus-Nerv

zurückzuführen sein.

Beim **VAGUS-NERV** handelt es sich um ein Nervenpaar, das vom Gehirn aus über den Hals und Brustkorb bis in die Innereien verläuft. Seine Funktion liegt in der Regularisierung und Verlangsamung des Herzschlags innerhalb des komplexen Systems. Desweiteren stimuliert er auch die Produktion von Magensäure, regt die Gallenblase an und beschleunigt durch Muskelkontraktionen die Nahrung auf dem Wege durch den Verdauungstrakt. Der Vagus gehört also zum vegetativen Nervensystem.

Durch einen Schlag (Schock) kann dieses VAGUS-Nervenpaar eine Botschaft ans Gehirn schicken, die soviel wie „Alles dichtmachen" heisst und damit den Herzschlag zur Verlangsamung - bis zum Herzstillstand - bringt.

Dieser Herzstillstand wird „reflektorischer H." genannt.

Brustbein-Kuatsu

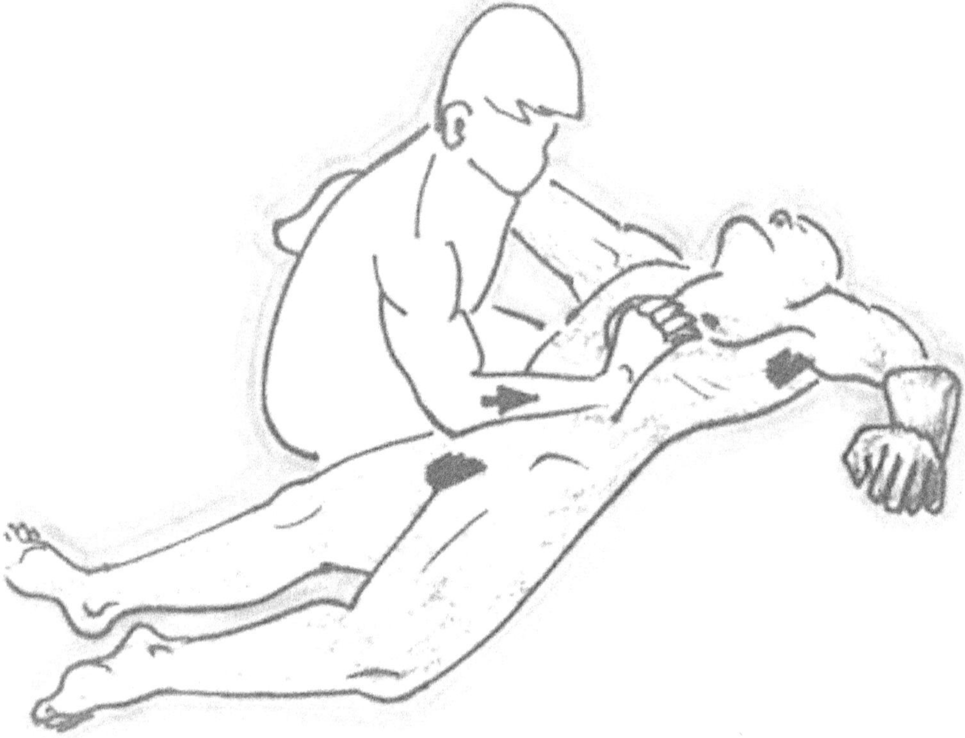

KUATSU BEI HERZSTILLSTAND

1. BRUSTBEIN-KUATSU

Durch Reizung des vegetativen Nervensystems - hier über den Solar-Plexus - wird ein Wiedererwecken der Herztätigkeit (und der Atmung) erreicht.

- Der Bewusstlose wird auf den Rücken gelegt, wobei Brust und Bauch zu entblössen sind.

- Der Helfer kniet an seiner rechten Seite und legt seine rechte Handfläche auf das Brustbein des Verletzten. Sein Unterarm zeigt dabei ca. 45o schräg aufwärts.

- Nun zieht der Helfer seine Hand bis in die Magengrube zurück, um dann mit dem Handballen - in Richtung der linken Schulter des Verletzten - zu stossen :

  - die Hand gleitet leicht federnd über den untersten Rippenbogen

  - die Herzspitze wird so getroffen, daß eine Blutentleerung der unteren Kammern erfolgt (sie füllen sich selbständig wieder)

  - es wird ein wichtiger Nervenpunkt des Zwerchfells getroffen (dieser bewirkt eine Reizung des Atemzentrums)

  - der Stoss geht nicht in die Tiefe
  - es wird <u>nicht</u> der Magen ausgedrückt
  - es wird <u>nicht</u> der Solar-Plexus getroffen

  - der Druck geht dennoch ins Innere

  - der Unterarm bleibt im 45°-Winkel.

Herzmassage

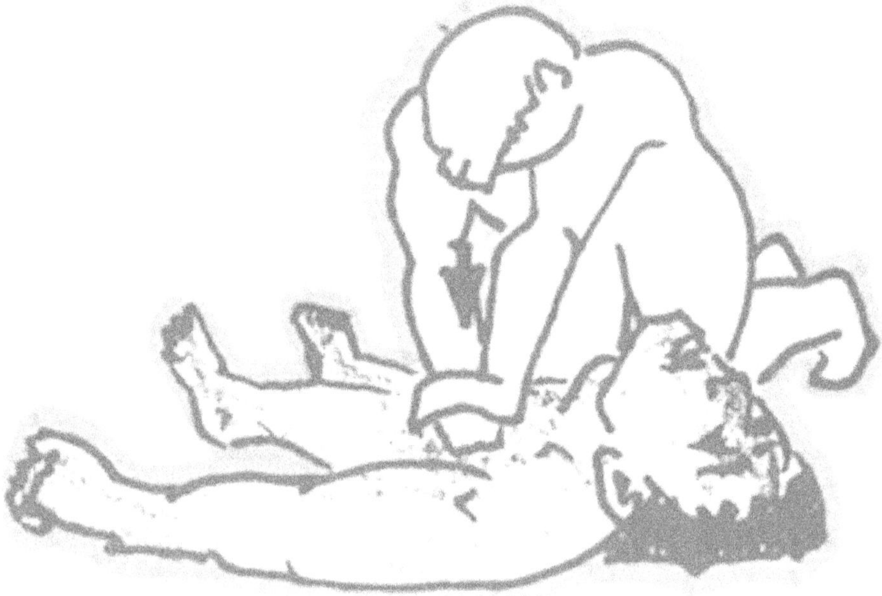

- Diese Technik wird etwa 15 x angewendet. Der Rythmus liegt im Vier-Sekunden-Bereich.

2. HERZMASSAGE

Wenn eine äußere Herzmassage nicht absolut exakt und genau den Vorschriften entsprechend ausgeführt wird, kann lebensgefährlicher Schaden angerichtet werden.

- Der Verletzte muss auf einer harten Unterlage gelagert sein.

- Der Druck der Herzmassage erfolgt mittels gestreckter Arme, die senkrecht auf dem Brustkorb des Verletzten aufgesetzt sind. Durch Gewichtsverlagerung wird über die Arme des Helfers der Brustkorb des Verletzten zusammengepresst.
  Diese Kompression lässt bei älteren Menschen fast immer Rippen brechen!

- Nach jeder Kompression muss der Brustkorb wieder in seine natürliche Lage zurückkehren.
  Etwa 4 - 5 cm tief beim Erwachsenen !

- Die Druck- und Entlastungsphasen müssen gleich lang sein.

Die Technik der Herzmassage :

- Der Helfer kniet neben dem Brustkorb des Verletzten an seiner rechten Seite,

- er beugt sich über den freigemachten Brustkorb und setzt die rechte Hand mit dem Handballen auf das Brustbein zwischen den Brustwarzen,

- die linke Hand wird auf den Handrücken der rechten Hand gestemmt - die Fingerspitzen sind angehoben und zeigen vom Körper weg.

- Nun wird der Brustkorb kräftig nach unten zusammengedrückt - Druck kurz und intensiv - im Takt des eigenen Herzschlages, also ca. 60 - 80 Stösse in der Minute.

- Nach jeder Minute kann die Herzmassage unterbrochen werden - oder es macht ein zweiter Helfer - um zu kontrollieren, ob ein Puls fühlbar oder Herztöne hörbar sind.

- Dies wird so lange ausgeführt, bis der Notarzt eintrifft oder die Herztätigkeit wieder selbständig aufgenommen wurde.

3. HERZMASSAGE UND ATEMSPENDE

Sollte Herz und Atem angeregt werden müssen - dies kann sich während der Behandlung verändern - muss dies durch nachstehende Technikänderung erfüllt werden.

A) Der Helfer ist alleine

- 2 x Einblasen in die Lunge - kräftig blasen !

- 15 x Kompression des Brustkorbes

- 2 x Einblasen in die Lunge

- 15 x Kompression des Brustkorbes

- usw.

B) Die Helfer sind zu zweit

- 2 x Einblasen durch Helfer 1

- 5 x Kompression des Brustkorbes durch Helfer 2

- 1 x Einblasen durch Helfer 1

- 5 x Kompression des Brustkorbes durch Helfer 2

- 1 x Einblasen ... usw.

ERFOLG DER HERZMASSAGE :

Ein positives Ergebnis kündigt sich an durch

- ein Engerwerden der Pupillen

- das Zurückkehren der Pupillenreaktion (Lichtreaktion)

- das Verschwinden der Totenblässe.

Notizen

DAS KUATSU-BUCH - 11. Kapitel

Hoden

H O D E N - S C H L A G

Ein Tritt in die Hoden kann tödlich sein !

Das japanische Wort für Hodenverletzung oder Hodenschlag ist „KINTECKI". Schon aus dem Grunde, dass es dafür überhaupt ein Wort gibt lässt erkennen, dass der Hoden in der Selbstverteidigung ein erklärtes Ziel ist.
Sollte er im Training, im Sport oder auch nur zufällig erfolgen, ist er dennoch genauso schmerzhaft.

Jeder Treffer in diesem Bereich des Mannes ist ungeheuer schmerzintensiv und kann mit all seinen Symptomen vom Krampf über das Erbrechen bis zur Bewusstlosigkeit führen.

Erläuterung Symptome :

- die Beine werden schwach,

- der Patient schnappt nach Luft (er hechelt),

- die Beine können wegknicken,

- krampfartiges Zusammenziehen des Körpers bringt den Patienten bis in die Embryostellung,

- ein Krampf hält den Patienten in der Embryostellung.

Eine erste KUATSU-Hilfe sollte das Tragen eines Tiefschutzes sein. Verschiedene Sportarten schreiben dies verbindlich vor, wie Eishockey, Rugby, Judo, Karate, Kickboxen u.a., aber oft sind auch Unfälle die Ursache einer Hodenprellung. So ist zum Beispiel ein Abrutschen der Füsse auf den Pedalen eines Herren-Fahrrads meist mit einer Hodenprellung oder -quetschung verbunden.

„Leichte" Fußballenschläge gegen Kreuzbein

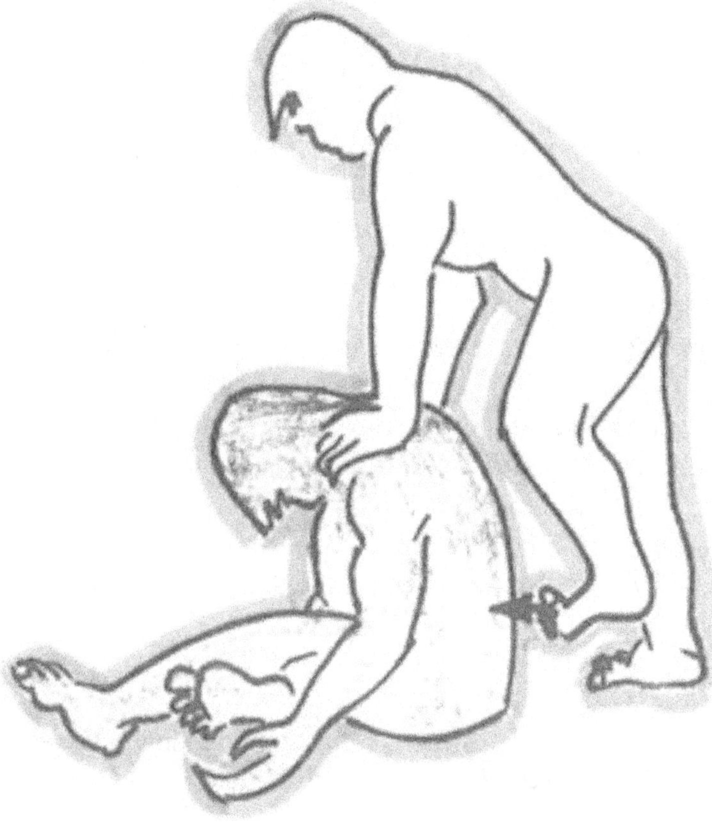

Wie auch bei anderen Verletzungen muss hier die KUATSU-Methode nach der Intensität der Verletzung gewählt werden.
Ein „leichter" Schlag führt eventuell nur zum Krümmen des Körpers, ein „schwerer" Tritt kann den Patienten bis in die Bewusslosigkeit befördern.

1. HODEN-KUATSU (bei „leichter" Verletzung) :

Das sofortige Öffnen und Lösen beengender Kleidung, wie Gürtel und Hose, ist Voraussetzung. Auch das Entfernen des Tiefschutzes (evtl. nur Herausnahme der Hartschale) gehört zu den ersten Handgriffen. danach ist wie folgt fortzufahren:

- den Patienten mit sanfter Gewalt in eine sitzende Stellung bringen,

- dazu, wenn nötig, das Knie in die Mitte des Rückens stemmen und den Oberkörper durch Fassen und Ziehen an den Schultern gegen den Druck des Knies aufrichten,

- mit dem Fuß- oder Handballen leichte Schläge gegen das Kreuzbein ausführen,
  Wirkt krampflösend

- den Sitzenden und die Arme fassen, leicht anheben und wieder fallen lassen (Höhe ca. 10 - 20 cm), etwa 5 x wiederholen,
  Wirkt krampflösend

- eventuell vorsichtig die Leistengegend nach unten massieren (das geht in Stehen und im Sitzen),
  Wirkt krampflösend

- den stehenden Patienten dazu bringen, selbst auf die Fersen der gestreckten Beine zu springen (ähnlich wie Anheben + Fallenlassen).

Sobald der Patient wieder gerade stehen kann soll er sich bewegen, rumlaufen und der Helfer bleibt (eventuell stützend) bei ihm.

Streckstellung

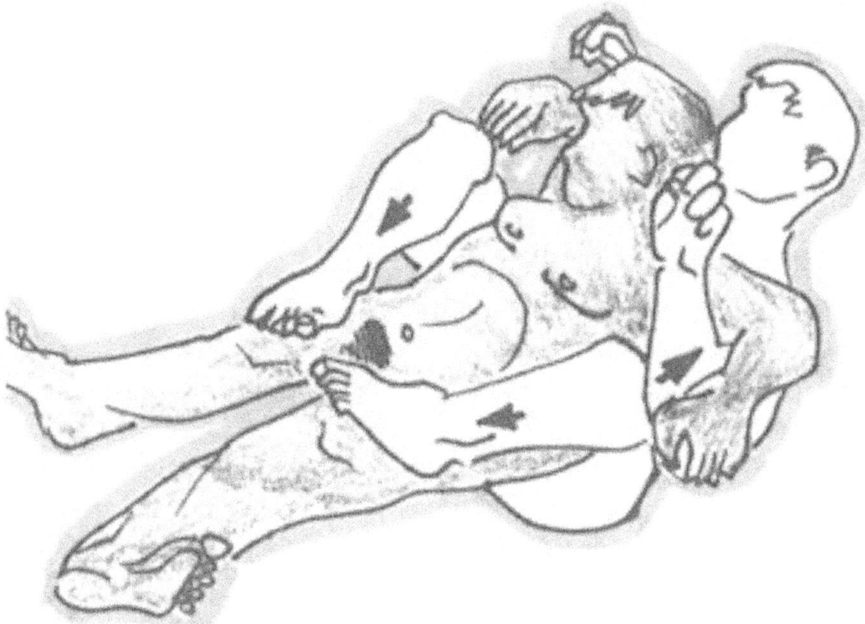

2. HODEN-KUATSU (bei „schwerer" Verletzung) :

Der Schlag oder Tritt war so hart, dass sich der Patient am Boden krümmt und nicht freiwillig seine Embryostellung aufgiebt. Der Helfer war mit den Entkrampfungsversuchen der „1. Hoden-Kuatsu" nicht erfolgreich und muss nun auf das letzte Mittel, die **STRECKSTELLUNG** zurückgreifen.
Da sich der Krampf erst lösen kann, wenn diese krampfartige Stellung aufgeben wird, muss der Verletzte „gestreckt" werden.

- der Verletzte wird in eine sitzende Haltung gebracht,

- der Helfer setzt sich ganz nah hinter ihn,

- der Helfer bringt seine Arme - auch gegen den Willen des Verletzten - unter den Armen hindurch an die Schultern und

- seine Füsse der herangezogenen Beine auf die Oberschenkel des Gekrümmten,

- der Helfer streckt sich mit ganzer Kraft und bringt dabei auch den Körper des Verletzten - aufgrund der „Streckstellung" - in die Gerade,

- diese „aufgebrochene" Position ist solange zu halten, bis der Helfer merkt, dass kein Krampf mehr den Körper zusammenziehen möchte.

- Sobald der Helfer seine Position lösen kann, verfährt er weiter wie bei Hoden-Kuatsu 1

3. HODEN-KUATSU (bei „schwerster" Verletzung) :

Als „schwerste" Verletzung wird das **SCHLÜPFEN** der Hoden bezeichnet. Wenn auch die Chance 1: 1 000 000 besteht, dass der Hoden überhaupt schlüpfen kann, so soll diese Verletzung doch hier behandelt werden.

Bei einem überaus kräftigen Hodenschlag können sich die Samenstränge schockartig so zusammenziehen, dass die Hoden in den Samenkanal hineingerissen werden.

Dies ist allerdings nur möglich, wenn die Hoden besonders klein und die Samenkanäle besonders gross sind.

Die Schwere dieser Verletzung hat sicherlich die Bewusstlosigkeit des Patienten zur Folge. Das erleichtert die Arbeit des Helfers, weil der Patient nicht willentlich gekrümmt - sondern in der Bewusstlosigkeit entspannt - am Boden liegt.

Anwendung :

- Nach Öffnen der Hose und evtl. Entfernung des Tiefschutzes wird der „E.K.G." (volksmundart für „Eier-Kontroll-Griff") durchgeführt.
  Dabei wird durch Abtasten des Hodensacks festgestellt, ob die Hoden sich noch im selben befinden

- urch Anheben und Fallenlassen wird nun versucht, die Hoden wieder zurück zu schütteln,

- wenn das nicht gelingt, ist sofort der Notarzt zu verständigen und gegen die Bewusstlosigkeit vorzugehen (siehe Hoden-Kuatsu Nr. 4).
  Wenn sich auch die geschlüpften Hoden im Bereich der Leistengegend unter der Haut abzeichnen ist trotzdem darauf zu verzichten, diese wieder zurück zu streicheln.

Da nur der Facharzt die Möglichkeit hat, entweder den Verlauf der Samenkanäle zu erkennen oder im Zweifelsfall zu operieren, darf der Helfer hier keine unsachgemässe Hand anlegen.

- Bis zum Eintreffen des Notarztes ist der Patient warm zu halten und bequem zu lagern.

- Wenn die Hoden wieder im Hodensack zurück sind, kann wie unter Hoden-Kuatsu 1 - 2 beschrieben weitergearbeitet werden.

Es wird nochmals betont, dass diese Art der Hodenverletzung höchst selten ist.

Anmerkung des Autors:
„Selbst in meiner mehr als 20-jährigen Kampfsporterfahrung (vorwiegend als Betreuer und Kampfrichter) habe ich bei weltweiten Turnieren und Meisterschaften nie eine Hodenverletzung mit „Schlüpfen der Hoden" erlebt."

4. HODEN-KUATSU (bei Bewusstlosigkeit) :

Sollte der Schlag in die Hoden bis zur Bewusstlosigkeit geführt haben, kann mit drei verschiedenen Kuatsu-Arten gegen die Bewusstloskeit gearbeitet werden:

1. Jinchu-Punkt - Kuatsu (unter der Nase - siehe Kapitel Ohnmacht-Bewusstlosigkeit)

2. Innerer-Fusssohlennerv-Kuatsu

3. **Geschwürdruck-Kuatsu.**

Während das „Jinchu-Punkt-Kuatsu" sicherlich die schnellstmögliche Methode der Wiederbelegung ist, die zweite Art zumindest Barfüssigkeit voraussetzt, ist die Methode Nr. 3 - **das Geschwürdruck-Kuatsu** - einzig und allein bei Bewusstlosigkeit durch Hodenschlag verwendbar.
Allerdings kann eine „zu grosse Leibesfüllle" oder „zu wenig Fleisch auf den Rippen" eine richtige Geschwürdruck-Kuatsu unmöglich machen und es ist auf eine der anderen Arten auszuweichen.

Es empfiehlt sich also

- erst das „Jinchu-Punkt-Kuatsu" anzuwenden, da es am schnellsten anwendbar ist.

- Sollte dies im Falle einer Gesichtverletzung nicht möglich sein, kann auch schnellstens am Fuß gearbeitet werden.

- Haben diese beiden Methoden keinen Erfolg gebracht, ist in jedem Fall mit der dritten Methode zu verfahren:

Geschwürdruck-Kuatsu

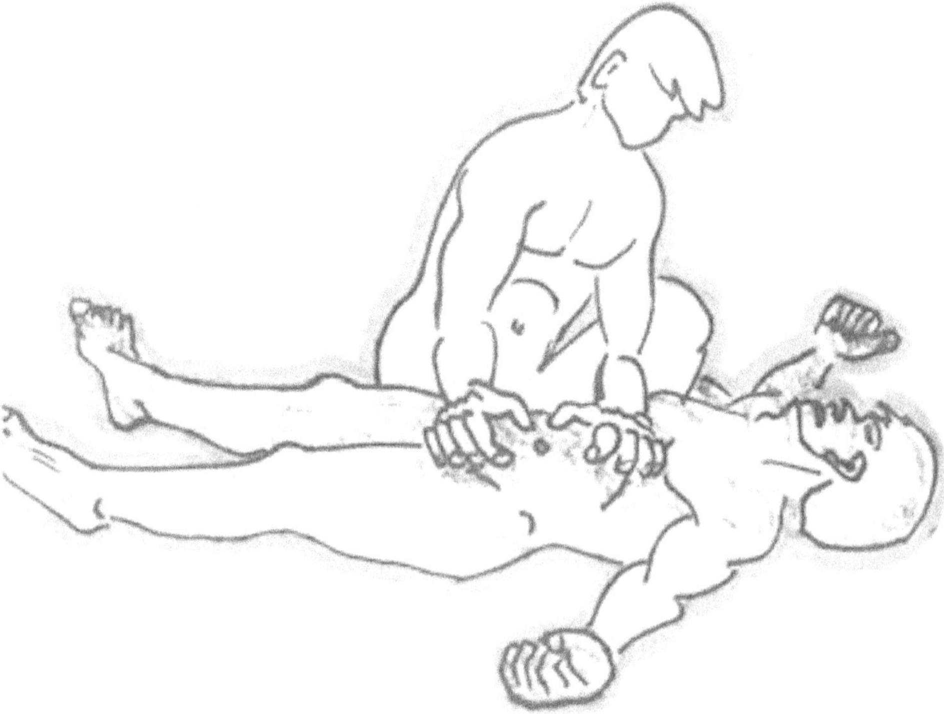

Anwendung Geschwürdruck-Kuatsu :

Wichtig beim Ansetzen des Geschürdrucks ist das richtige Erfassen!

- Rund um den Bauchnabel, ihn in vier Quadrate einteilend, mit Daumen und Zeigefinger beider flach aufgelegten Hände das Gewebe erfassen.

- Das Gewebe etwa in der Grösse eines Bierdeckels mit festem Griff nach oben ziehen,

- wenn es nicht mehr höher geht, plötzlich loslassen!

Durch das Loslassen schnappt der erst so hoch wie möglich gehobene Bauchnabel ruckartig in den Bauch zurück und löst so ein Nervensignal aus.

- Dies sollte bereits beim ersten oder zweiten Mal zum Erfolg führen, kann aber bis zu 10 x wiederholt werden.

Sobald der Bewusstlose sein Bewusstsein wiedererlangt ist mit folgenden körperlichen Raktionen zu rechnen:

- der Patient spürt wieder Krämpfe,
- der Patient zieht sich in die Embryostellung zusammen,
- der Patient führt beide Hände in den Schritt.

Nun kann mit den vorab beschriebenen Methoden der Hoden-Kuatsu weiter verfahren werden.

Abschliessend sei bemerkt, dass jede Art von Hodenverletzung einen Arztbesuch erforderlich machen sollte, auch wenn ein Kuatsu-Helfer vor Ort erfolgreich behandelt hat.

Auch macht der Autor darauf aufmerksam, dass auch das weibliche Geschlecht bei Attacken in dieser Körperregion starke Schmerzen verspürt, da in der Schambeingegend zahlreiche Nervenbahnen vereint sind.

Lagerung - Transport

LAGERUNG und TRANSPORT

Jede Lagerung soll dem Patienten angenehm sein, ihm sogar Linderung verschaffen. Die Wahl der Lagerung ist je nach Situation und Verletzung zu treffen.

Lagerungs-Arten :

Rückenlagerung - zur Erstuntersuchung des Patienten und meist so lange an ihm gearbeitet wird

Normale L. - die Stabile Seitenlage

Schocklagerung - um den bestehenden Blutverlust im Kopf auszugleichen oder zu beheben

Sitzende L. - besonders bei Hitzschlag, Atemnot oder zu hohem Blutdruck

Grundregel für jede Lagerung :

- der Patient liegt bequem, trocken und auf einer weichen Unterlage
- der Patient wird weiterhin warmgehalten
- der Patient liegt abgeschirmt
- der Patient bekommt genügend Sauerstoff
- der Patient liegt sicher und angenehm
- der Patient wird weiterhin betreut.

Nacken wurde angehoben – Atemwege frei!

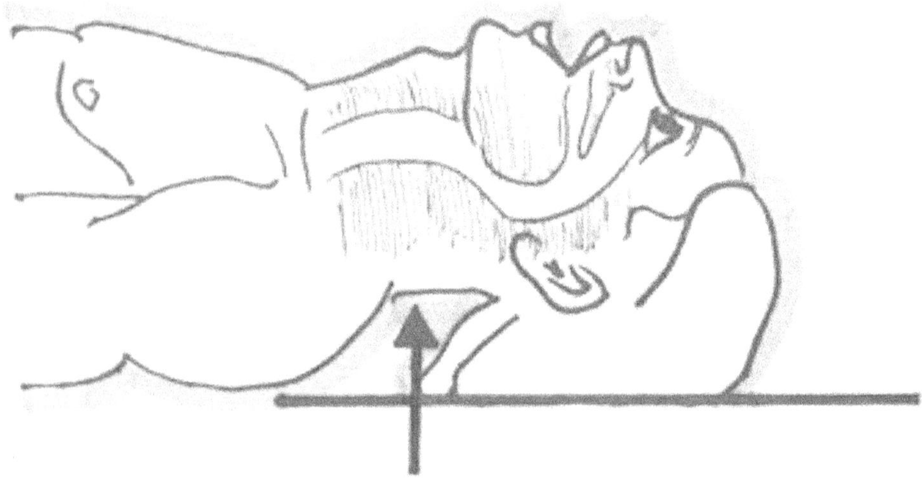

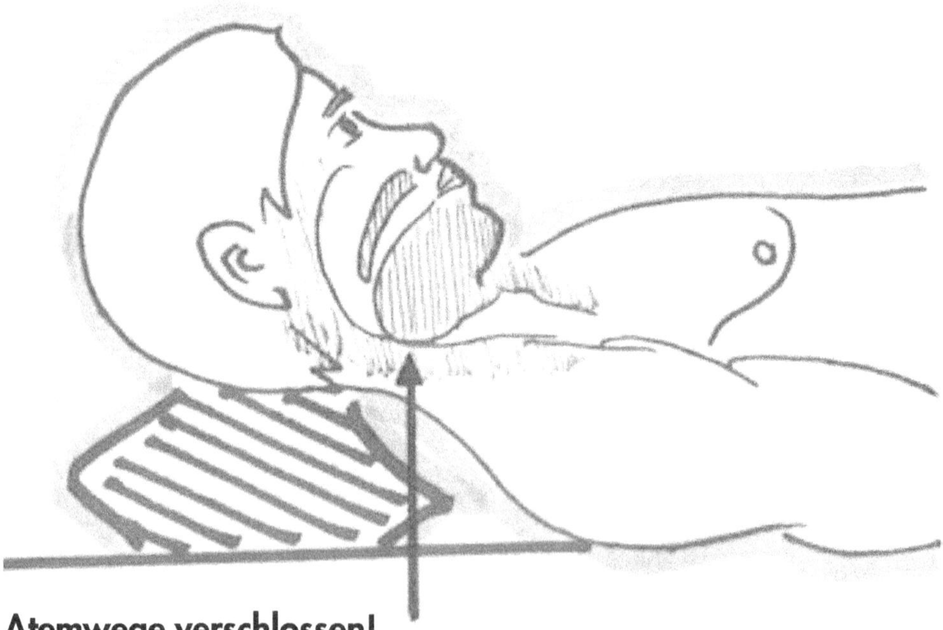

Atemwege verschlossen!

Rückenlagerung :

Zur Untersuchung, Atemspende, Herzmassage und anderer Behandlungsarten ist die Rückenlagerung in aller Regel die richtige:

- Der Patient liegt flach auf dem Rücken,

- der Nacken wird leicht angehoben, sodaß sich der Mund selbständig öffnet,
  Damit diese Nackenstellung bleibt, sollte ein improvisiertes Nackenpolster untergeschoben werden

- die Atemwege sind frei,

- der Patient kann so untersucht und vorläufig versorgt werden,

- die anschliessende Lagerung ist zu wählen und der Patient in diese zu bringen.

Stabile Seitenlage

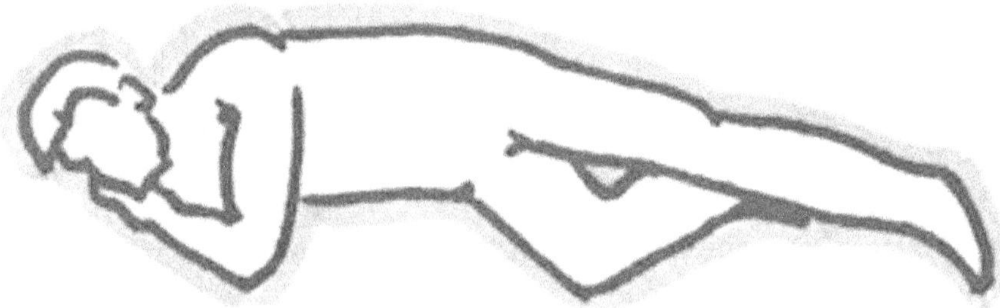

Stabile Seitenlage :

Es ist keine weitere Behandlung vonnöten, die Atmung ist intakt, der Puls gut fühlbar und es besteht kein Verdacht auf eine Wirbelsäulenverletzung, also kann der Patient in die **stabile Seitenlage** gebracht werden:

- Ausgangslage ist die Rückenlagerung,

- die dem Helfer zugewandte Hüfte wird angehoben und der seitengleiche Unterarm möglichst weit unter den Körper geschoben,

- das dem Helfer nähere Bein wird angehoben und der Fuss nahe am Gesäss abgestellt,

- an der abgewandten Seite des Patienten packt der Helfer die Kleidung an Schulter und Gesäss und zieht den Patienten behutsam auf die Körperseite zu sich,

- der untere Arm des Patienten wird angewinkelt, Hand bleibt am Gesäss,

- der Kopf des Patienten wird leicht in den Nacken gedrückt und die Hand des oberen Arms unter die Wange geschoben. Der Wund bleibt daher offen und unten, sodass Erbrochenes ablaufen kann.

Schocklagerung :

Die äusseren Anzeichen sprechen für einen „Schock"-Patienten!

Besonders nach Verkehrsunfällen stösst der Helfer oft auf Verletzte mit hohem Blutverlust. Ob innere oder äussere Verletzung spielt keine Rolle, bei dem Verletzten ist mit Schock-Lagerung zu beginnen.

Gerade der hohe Blutverlust bewirkt, dass sich der Körper zunächst selbst hilft, indem er nur noch die wichtigsten Organe mit Blut versorgt.

Der Helfer hilft dem verletzten Körper bei der Blutzirkulation, in dem er die gestreckten Beine des Verletzten auf 45o anhebt.
Dies kann der Helfer auch längere Zeit halten, wenn er am Fussende des Verletzten steht, dessen Fersen in den Händen hält und entspannt mit hängenden Armen steht.

Diese Schocklagerung ist bis zum Eintreffen des Arztes beizubehalten.

Sitzende Lagerung :

Beim Hitzschlag - leichteste Form davon ist der Sonnenstich - ist der Patient in sitzender Haltung zu lagern.

Der Helfer sorgt für eine bequeme Sitzposition und beobachtet den Patienten bis zum Eintreffen des Arztes.

Dabei ist gewährleistet, dass der Patient nicht seitlich abkippen kann (sollte er bewusstlos werden).

Transport-Arten :

Zum Thema Lagerung gehört auf jeden Fall auch der richtige Transport- oder Bergegriff. Besonders bei Auto- oder Bergunfällen muss oft der Verletzte erst aus dem Morast, Unterholz oder unbegehbarem Gelände geboregen werden.

Bergegriffe :

ZIEHEN MIT DEM GÜRTEL

Dem Verletzten wird ein Gürtel, ein Dreieckstuch, eine zusammengerollte Hose o.ä. um die Brust geschlungen, sodass die beiden Enden am Rücken liegen. Diese fasst der Helfer und zieht - selbst liegend - den Verletzten vorwärts.

SEITENSCHLEIF-TRICK

Der Helfer legt sich hinter den Verletzten, richtet ihn an seiner Schulter seitlich etwas auf, fasst von hinten - unter dem Arm hindurch - über den Oberkörper und presst diesen an sich. Nun schleift er ihn körpergleich, stützt sich dabei auf den unteren Ellenbogen und stösst sich mit den Füssen vorwärts.

RÜCKENSCHLEIF-TRICK

Der Verletzte liegt zwischen den Beinen des Helfers, wobei der Helfer seine Knie anzieht und damit unter den Armen des am Rücken Liegenden einhakt. Nun liegt der Hinterkopf des Verletzten auf dem Bauch des Helfers und dieser drückt sich mit Füssen und Ellenbogen rückwärts voran.

EM GÜRTEL

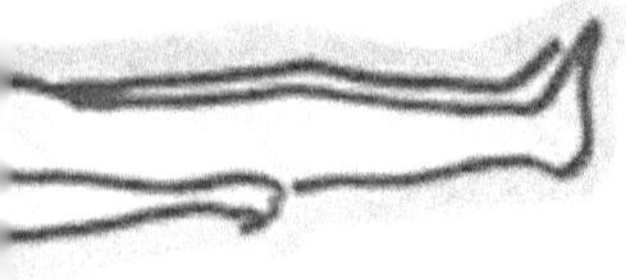

SEITENSCHLEIF-TRICK

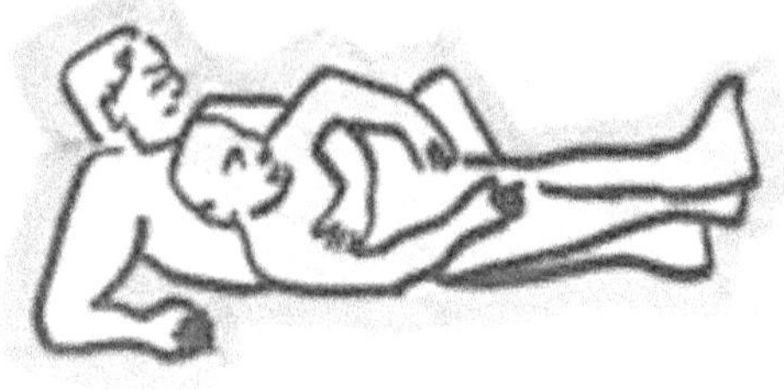

HLEIF-TRICK

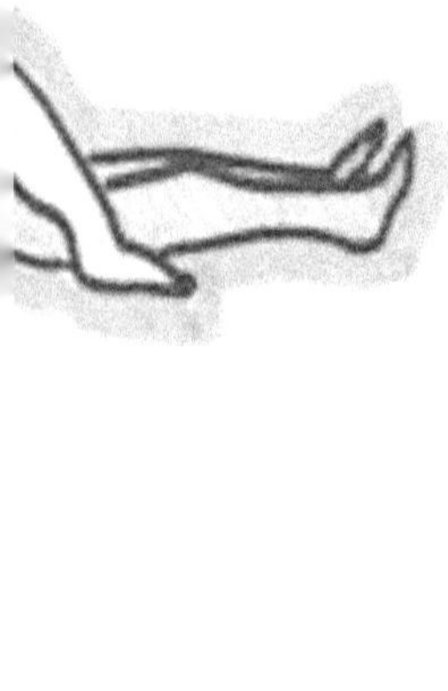

NACKENSCHLEIF-TRICK

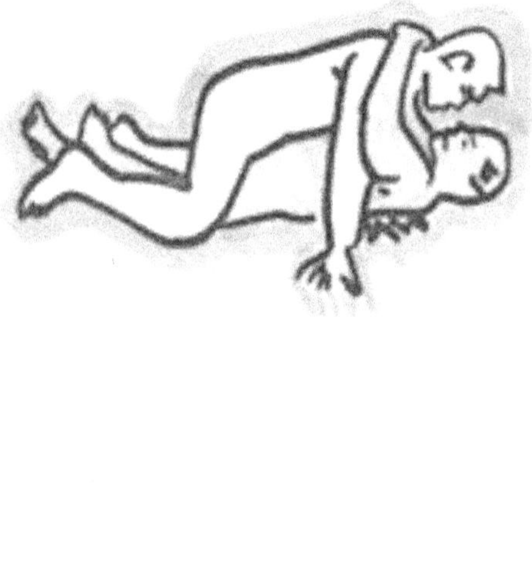

NACKENSCHLEIF-TRICK

Der Helfer kauert über dem Verletzten, auf Händen und Knien abgestützt. Der Verletzte umfasst den Nacken des Helfers mit beiden Händen und dieser hebt ihn durch Aufrichten des eigenen Oberkörpers leicht an. So kann der Helfer auf Händen und Knien den Verletzten vorwärts schleppen.

Transportgriffe :

Rautek-Griff

Das eventuell verletzte Bein des Liegenden wird über das andere gelegt, der Oberkörper halb aufgerichtet und unter beiden Armen durchgefasst. Ein gesunder Unterarm des Verletzten wird am Handgelenk und Ellenbogen erfasst (alle Finger gehen über den Unterarm!) und der Verletzte so weit als möglich angehoben. Rückwärtsgehend kann nun der Transport durchgeführt werden.

SCHULTERTRAGE-GRIFF

Der Verletzte wird so weit aufgerichtet, daß er über beide Schultern genommen werden kann. Nun liegt er quer über den Schultern des Helfers - ein Arm und ein Bein rechts und links vom Kopf des Tragenden. Der Helfer greift zwischen den Beinen durch, um einen Oberschenkel herum, den Arm des Verletzten. So sichert er den Transport.

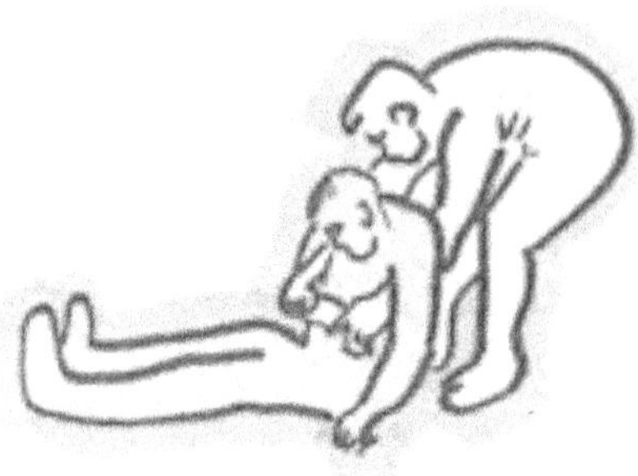

RAUTEKGRIFF

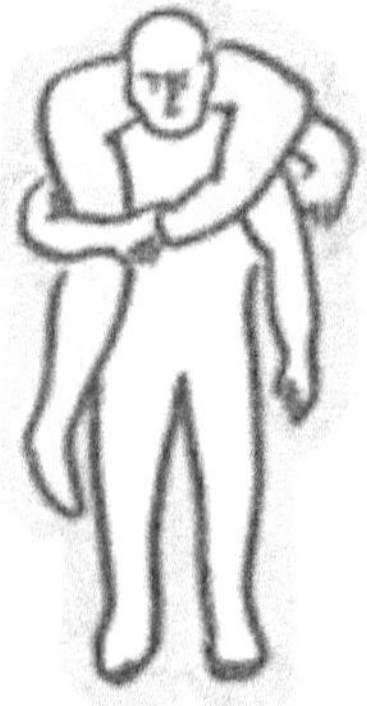

SCHULTERTRAGEGRIFF

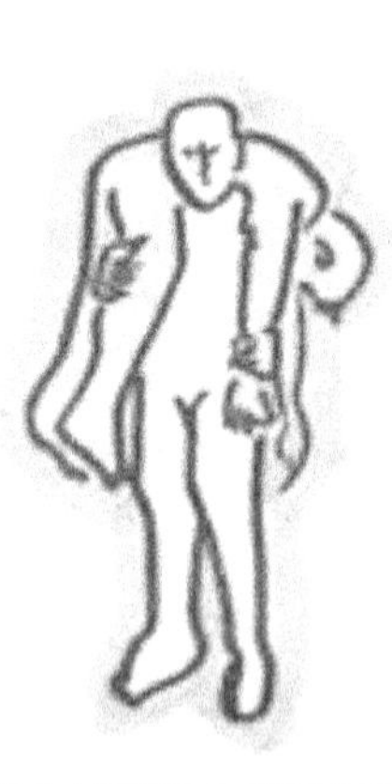

GAMSTRAGEGRIFF

GAMSTRAGE-GRIFF

Wie vor - nur wird ein Bein mit einem Arm und ein Arm mit der anderen Hand gesichert.

Weitere Transportmöglichkeiten :

- TRAGEN AUF DEN ARMEN
- HUCKEPACK-TRAGEN
- TRAGEN AUF DEM STOCK
- TRAGEN MIT TRAGERING (Dreieckstuch o.ä.)
- TRAGEN MIT 2 STANGEN UND DECKEN (Hose, Jacke o.ä.)
- TRAGEN MIT DEM STUHL
- FÜHREN MIT 2 HELFERN

Stichwortverzeichnis in alphabetischer Folge

www.ingramcontent.com/pod-product-compliance
Lightning Source LLC
La Vergne TN
LVHW010755051026
849532LV00007B/2375
9783910555396